アノレクシアの心

拒食症の白い闇（ホワイトアウト）、精神分析の灯火（ともしび）

The Anorexic Mind

マリリン・ロレンス
Marilyn Lawrence

北岡征毅：訳
飛谷 渉：解題

Ψ 金剛出版

ヘイローに

The Anorexic Mind
Copyright © 2008 by Marilyn Lawrence
Authorised translation from the English language edition published by Routledge, a member of the
Taylor & Francis Group, through Japan UNI Agency, Inc., Tokyo

シリーズ編集者序文

マーゴ・ワデル

　1920 年の設立以来，タヴィストック・クリニックは心の健康に対して，精神分析の考えに強い影響を受けている発達的観点からの幅広い取り組みを発展させてきた。さらに家族問題に対する理論的モデルと臨床的な取り組みとしては，システム論的家族療法も採用している。タヴィストック・クリニックは心の健康に関して英国で最大の訓練機関である。社会福祉や心理学，精神医学，そして児童・青年期・成人の心理療法の分野，さらには看護と一次医療の分野で，大学院レベルの資格取得課程を提供している。毎年，約 1,700 人の学生が 60 以上の課程で訓練を受けている。

　タヴィストック・クリニックの基本理念では，心の健康における治療方法を推進することを目指している。タヴィストック・クリニックの仕事は，そこでの専門的な相談業務および研究活動の土台ともなっている臨床的な専門知識に基づいている。本シリーズの目的は，タヴィストック・クリニックで最も重要な役割を果たしている臨床と理論，そして研究の成果を，読者層の閲覧に供することである。このシリーズでは，子どもと青年期，成人の心理的障害を，個人のものとして，そして家族の中において，理解し治療するときの新しい取り組みが的確に説明されている。

　本書，『アノレクシアの心』 The Anorexic Mind は，拒食症と過食症というほぼ難治性の重病に関しての臨床実践と教育，コンサルテーションの 30 年間の集大成である。本書にはたくさんの強みがあるが，二つの焦点はそうした強みの一つである。すなわち，面接室での精神分析的な治療と，入院している非常に重症な患者との治療の間を行き来するのである。その結果，それぞれの章で，長期にわたる集中的な精神力動的心理療法の経験が生かされている。さらに，タヴィストックの治療の中核をなす伝統に由来する心の健康への取り組みも生かされている。それはすなわち，特に摂食障害のような危険性の高い病気においては多くの専門職によるチームワークを重要視し，さらに発達的な観点に意義を置く取り組みである。このような取り組みは，今やあらゆる分野の医療専門家の間で幅広く実践されている乳児観察に根ざしている。

　本書では，三種の歴史的視点が提示されている。第一に，摂食障害のような病気

の出現と治療を，初期キリスト教の隠者にまでさかのぼり，年代順に説明している。第二は，摂食障害というテーマについての精神分析的な考え方の歴史である。第三は,乳児期から,幼年期,思春期青年期に至るまでの発達早期の授乳パターンの歴史,すなわち，患者本人の家族史である。摂食障害に関する文化的かつ社会学的な要因は込み入っており，そこに首を突っ込みたくなることは認めつつも，本書はあくまでも，摂食障害の患者たちとの治療的作業にある情熱，さらには，やり甲斐に重点を置いている。出発点になるのは，その分野での最近の精神分析的理解の進展である。著者は，この上なく明晰かつ偏狭には陥らない態度で，数々の使用可能な治療モデルを描き出している。全体を通じて強調されているのは，摂食が障害されているとき，その背後には障害された関係性があり，両者は密接に関連しているということである。そして，この両者の関連が，事例を考察することで，感動的で，ときに痛ましいほど詳細に例証される。本書は，このような悩ましい分野で働くすべての専門家はもちろんのこと，摂食障害の患者とその親にとっても，はかりしれない価値を持つだろう。

本書に寄せて

　マリリン・ロレンスは，信頼性と想像性を兼ね備えた神経性無食欲症（anorexia nervosa）訳注 [1] に関する著作を出版した。それが取り扱う神経性無食欲症の問題は，広く，深い。歴史的，社会的，心理学的視点を持っている。その信頼性は，幅広い知識からだけでなく，経験から生まれるものである。すなわち，このひどく悩ましい障害に必死に取り組んでいる治療部門からの専門的相談にロレンスが長年応じてきた経験，そして，拒食症と過食症の人を精神分析してきた経験である。

　ロレンスの想像性に富んだ取り組みは，ここで報告する臨床作業の中で，さらには，広く蔓延した，危険を秘めたこの病気をできるかぎり説明しようとする探究の中で，発揮されている。ロレンスが示すように，拒食症は表面上は道理に反しているように見えて，深いところでは，それ特有の，死をもたらす論理を持っている。本書は，専門家や，拒食症に関心を持つ学識者，そして患者を心配している親のいずれにとっても得るものが大きく，方向性を見出す手助けとなる。摂食障害という分野はわかりにくく，相容れない考えが並び，さらにイデオロギーがはびこっている。そういう分野において，本書を比類のない貴重な存在にしているのは，臨床的な理解を伴った意見によって平衡感覚が保たれていることなのである。

ロナルド・ブリトン
英国王立精神医学会特別会員，精神分析インスティチュート特別会員，
DPM（Diploma in Psychological Medicine）

謝辞

　過去 30 年にわたる私の患者全員に，感謝します。

　タヴィストック修士課程の「摂食障害を持つ人たちとの治療部門」（Working with People with Eating Disorders）のすべてのスタッフと学生に，中でもジアンナ・ウィリアムズ Gianna Williams とロベルタ・モンダドリ Roberta Mondadori に，感謝をささげなくてはいけません。

　マーゴ・ワデル Margot Waddell に感謝します。マーゴは，素晴らしい編集指導を忍耐強くしてくれましたが，ときには性急にもなって，私は大いに助けられました。

　ジェフリー・ピアソン Geoffrey Pearson に感謝します。ジェフリーは，いつも私を支え，ときに鼓舞してくれました。

　かつて掲載した臨床素材を，国際精神分析学会誌のご厚意により，本書の第 4 章と第 6 章に転載する許可をいただきました。感謝の意を表したいと思います。

著者について

　マリリン・ロレンス Marilyn Lawrence は，英国精神分析協会会員ならびに精神分析インスティチュート特別会員である。タヴィストック・クリニックの成人部門に勤務する傍ら，ロンドンで個人開業している。ロレンスは長年，摂食障害はもちろん，ジェンダーと性的発達にも関心を向けてきた。著書に，『拒食症経験』（*The Anorexic Experience*, 1984），『飽食と飢え』（*Fed Up and Hungry*, 1989），『食べ物との戦い』（*Fighting Food*, 1990）などがある。現在（訳注：原書刊行年の 2008 年当時）は，タヴィストック＆ポートマン NHS 財団における精神分析的心理療法基礎コースのプログラムディレクターならびに，精神分析インスティチュートの出版ディレクターを務めている。

目　次

シリーズ編集者序文 ………………………………………………………… 3

本書に寄せて ………………………………………………………………… 5

謝辞…………………………………………………………………………… 7

著者について ………………………………………………………………… 8

凡例…………………………………………………………………………… 10

第1章　序論 …………………………………………………………………… 11

第2章　歴史的視点と現代の議論 …………………………………………… 15

第3章　心理療法 ……………………………………………………………… 31

第4章　摂食障害と対象関係 ………………………………………………… 47

第5章　女子における性の発達と心の発達 ………………………………… 65

第6章　拒食症と女性性……………………………………………………… 79

第7章　生と死 ………………………………………………………………… 99

第8章　アセスメント ………………………………………………………… 117

第9章　結論，そして将来への展望 ………………………………………… 133

訳注…………………………………… …………………………… 135

解題　摂食障害の精神分析 ………………………………………………… 141

訳者あとがき ………………………………………………………………… 163

文献…………………………………………………………………………… 171

索引…………………………………………………………………………… 175

凡例

・ドイツ語圏の人名については，ドイツ語読みに近いカタカナを採用した。例）Ellen West →エレン・ヴェスト，Ludwig Binswanger →ルートヴィヒ・ビンスヴァンガー。ドイツ語圏出身で英語圏に活動の場を移した分析家の人名も，上を踏襲した。Anna Freud →アンナ・フロイト，Hilde Bruch →ヒルデ・ブルッフ，Rosenfeld →ローゼンフェルト。

・原文における強調イタリックに関しては，それが患者の夢の箇所に用いられている場合は，**ゴシック体**で，語句に用いられている場合は，傍点で，それぞれ表記した。訳者による強調語句は，別種の傍点で表記した。

・原文の引用符 " " は，鉤括弧「 」で表した。

・訳注は，後注として最終章の後にまとめて置いた。

[訳者記]

第 1 章

序論

　本書は，拒食症（anorexia）と過食症（bulimia）という重い摂食障害の背後にある心の状態を理解する試みである。食べすぎ（overeating）や過食（binge-eating）[訳注 [1]]が強迫的であり，特にそれが拒食症に関連している場合も，本書の考察の対象である。

　本書の考えは，二つの別個の専門的な実践領域を通じて発展した。一つ目の領域は，精神分析家としての私自身の直接的な臨床作業である。そこで私は摂食障害を患う大人の患者を治療してきた。二つ目の領域は，摂食障害の患者を援助する専門部門を運営するスタッフに向けた学習資料を提供する活動である。ここ数年，私はタヴィストック・クリニック修士課程の「摂食障害を持つ人たちとの治療部門」（Working with People with Eating Disorders）の同僚と一緒に働いてきた。ともに苦労しながら学んできた経験に対して，学生と同僚の双方から多大な恩恵を受けている。

　本書の視点は精神分析的なものである。なぜかといえば，心の機能は意識的であるだけでなく，無意識的でもあり，人間である私たちは，自分自身の動機をほんの一部分しか理解できないと本書では想定するからである。しかし，本書は精神分析家に向けてだけ書かれたものではない——むしろ逆である。専門家が自分たちの患者の病気の意味を知るのに役立つ取り組みは，心の健康に従事する多種多様な背景を持つ者の一助になる可能性が高い。私は長年，精神科医や看護師，栄養士など，摂食障害の患者への専門的援助にかかわる人たちと一緒に働いてきた。その経験から，専門家にとって最も難しい仕事が，自分たちの患者について考え続けることだというのは，私には明らかなことのように思える。摂食障害の患者には，多くの共通点がある。しかし，ひょっとすると，その最たるものは，自分自身と自分の心理的窮地について考えることが本当に難しいということかもしれない。スタッフもまた，お決まりの治療に嵌まり込んでいく。つまり，ここでスタッフが集中するのは，目標体重や体格指数（BMI），治療部門を支配している規約，そして自分たちが働く設定だ。その一方で，患者が反応しているものが一体何なのか，という問題を心理的観点から理解することが，できなくなる。考えることを放棄しろという患者からの圧力と挑戦に絶え間なく直面すれば，私たち治療者が考えることを本当に放棄

してしまうことがあっても，何ら驚くべきことではない。精神分析の枠組みは，考えることを回復させられる構造を提供できる——たとえ，その際の作業が，私たちが普通理解している精神分析からは程遠いように見えたとしても——。

　私は，精神分析と精神分析的心理療法を，摂食障害の患者のための有効な治療として広めたいとも思っている。もちろん，これが難しいことも重々承知だ。摂食障害に関する精神分析の文献は豊富になりつつある。今日では，短期かつ焦点を絞った治療に注目が集まっている。それにもかかわらず，精神分析が，理解の枠組みだけでなく治療の原型も供給しているのだと楽観できるだけの理由が十分にある。患者を精神分析に基づいた心理療法で治療することの難しさはもちろん，その利点についても，第3章で十分に論じている。

　この本が二つの焦点——一つは精神分析，もう一つは入院患者との病棟での治療——からなるという事実がある以上，私は本書には，ばらつきがあるのではないかと思う。一方の治療設定から，もう一つのそれへと移動して，種類の非常に異なる治療を描写していることを，私は自覚している。それでも，この二つの焦点が私の取り組みの強みだと信じているし，そう望んでいる。面接室の中で特定できる無意識の過程は，病棟の重病患者に囲まれながら認識し取り組むことができるし，そうする必要があるものだ。

　摂食障害は20世紀の後半に，それまでとは比較にならないくらい知られるようになり，いまや，特に若い女性のあいだで，広く見られるものになった。この事態によって，私自身もそうだが，この病気の社会的原因について推測する研究者も出てきた。そうした推測は興味深いし，精神医学や精神分析を，それ以外の人間科学の分野と結びつけることは，もしかすると重要なことなのかもしれない。そうであったとしても，本書は，摂食障害は精神疾患の現れである，という立場を取る。もちろん，こう言うと，「精神疾患」とは何を意味するのか，そして，心の病気／精神疾患は実際はどの程度，体の病気／身体疾患と並行して生じているのか，という疑問が残される。これらは私には答えられない問いだ。しかし，その問いを人がどのように理解しようとも，私は摂食障害になる若者は深刻な状態にあり，助けを必要としていると考えている。しかし多くの場合，摂食障害の患者は自分が病気であることを認めない。「生き方の選択」をしていると主張する患者もいる。この種の主張は，いわゆる「プロ・アナ」(pro-ana)——拒食症支持(pro-anorexia)という意味——のウェブサイトの急増によって支持されている。こうしたサイトは，飢餓という生き方の選択への支持と励ましを提供しているのである。私が危惧しているのは，拒食症の人は何かしらの点で，いわゆる私たちの時代の肖像なのだと物言う頭の良いジャーナリストの記事を目にする機会があることである。英国国立臨床

評価機構（NICE）訳注 [2] が最近出した摂食障害の治療に関するガイドラインでは，摂食障害が精神疾患だとは言われていないことも，注目に値する訳注[3]。私はこれは，何らかの共謀を暗示していると思う。つまり，摂食障害の患者は，自分が助けを必要としているという事実を否認するのだが，摂食障害を精神疾患だと言わないことは，この否認との共謀だと思う。そんなことをしても，特に患者の両親にしてみたら助けにならないし，混乱させられる。むしろ摂食障害の患者の両親は，自分たちの子どもが行動の背後に深刻な心の問題を抱えていることに気づくと，それまでと比べものにならないほど子どもの助けになるような反応ができることが多いのである。拒食症と過食症の患者は苦しんでいるのだということを，何にも増して私たちが考え続けることが，絶対に必要なのだと私には思われる。こうした理由から，摂食障害とそれ以外の精神疾患の関連性と類似性を検討しようと思う。第 2 章で，摂食障害が歴史的にどのように現れ，そしてどのように理解されてきたかを，特に精神医学および精神分析による説明を参照しながら，見ることにする。

　摂食障害の発病年齢として最も多いのは思春期青年期で，だいたい 12 歳から 20 歳までの間である。しかし，8 歳という幼い子どもが拒食症になったという文献報告が数多くある。さらに，年を取ってからでも，摂食障害にはいつでもなる可能性がある。私は駆け出しの頃，70 歳で典型的な神経性無食欲症を患っているように見えた女性に出会ったことがある。その発病は，夫の退職と，それに伴う暮らしぶりの激変が関係していたようだった。遅発性の摂食障害らしき病気が，実際には人生のはるか早い段階で始まっていた病気の二度目の，あるいは三度目以降の発病であることもある。確かめるのが不可能な場合もあるが，私は，摂食障害のほとんどは思春期青年期かそれ以前に始まっていて，おそらく乳幼児期にその既往があると強く疑っている。発達上の問題が後年になって生じ，この問題への見せかけの「解決」として摂食障害が再発しているのかもしれないという見立ては，驚くに当たらないだろう。

　それゆえに本書ではたっぷり時間をかけて，乳児から幼少期と思春期青年期までの発達について考える。最終的に成人してから患者になってしまう人について，摂食障害になるまでの間の精神生活がどのようなものだったのかを捉え，再現してみようと思う（第 3-6 章）。このように発達の問題を強調するのは，摂食障害の原因を探求するためではない。多くの病気に関して，その原因は分からないし，精神疾患は特にそうである。私は，摂食障害の原因に関する理論を提示する義務をまったく感じない。原因探しは，この領域の仕事に悪魔のように取り憑くものだが，原因を探し始めるのは，摂食障害が何の予告もなく突然襲ってくるように見えるからでもあると私は考えている。よく耳にするのは，摂食障害の患者の少なくとも一部は

同世代で最も前途有望な若い女性だったのに，それが「突然」重い精神疾患になってしまった，という話である。患者の乳児期と幼年期，思春期青年期に関心を向ける本書の姿勢は，人間個人の生命と発達の連続性を私が信じていることに根付くものである。嵐が「青天の霹靂」のように見えるのは，振り返っても何を探し求めるべきかわからないからに過ぎない。湿度の変化に注意を払い続けるべきだったのに，巨大な灰色の雲を探し続けていたのである。警報が出ていたのは，静寂それ自体だったはずなのに，私たちはハリケーンを探しているのである。

　発達の連続性への強調が，私が変化を信じていないという意味に受け取られては困る。この本全体——中でも第3章と第7章，第8章——が，ある意味では人がいかに深く根本的に変化しうるかを描くものとなっている。本書で私は行動の変化ではなく，個人の心の中で生じる変化に言及している。こういう変化によって，自分が何者なのか，他者との関わりをどう感じているのか，という問いへの意識が変わり，その意識が豊かになる。

　摂食障害の症例の中には，その根底に潜む不健康さが恐ろしいくらい深刻なものがあり，私はそれが回復への希望を打ち砕くものだと認識している。だから私は，病の深刻さと変化とのあいだの力関係を伝えるよう試みた。このことは特に第7章[訳注[4]]で扱っている。そこでは，患者の中で起きていると私が信じる生と死の戦いについて，さらなる理解を試みている。

　私は，摂食障害は他の精神疾患と同じく，深刻さの点だけでなく，患者が治療を情緒という心の経験に根ざして利用できるかという点においても，患者間で違いがあるということを示すつもりだ。最適な方針を決定する前に，一人ひとりの患者を注意深くアセスメントし，問題の性質と根深さを慎重に判断しようとすることが，とても重要である。ほとんどの症例では，程度の差はあれ，チームでの協働が必要とされる。そこに心理療法士が参加して，一般開業医（GP ; General Practitioner）および地域社会チームとともに働くのである。これは多くの心理療法士にとって慣れていないものであり，第8章[訳注[5]]で詳しく論じる。

　このような患者が存在し，私たちにその苦難を見せつけてくる。それは，心の健康の専門家としての私たちへの大きな挑戦であるばかりでなく，人間としての私たちへの大きな挑戦でもある。単純な答えは決してないし，おそらく答えのないものもあるだろう。思うに，こうした苦難を探求することは，人間の条件のまさに核心へと，私たちを連れていく。人間の条件の核心——それは，私たちが傷つきやすく，自分以外の人間への依存を必要としている，ということだ。そして，私たちが依存する人間とは，まずは両親だが，その後に私たちが作ることができる関係なのである。

第2章

歴史的視点と現代の議論

　身体の大きさを，食事摂取を意図的に制限することで（むしろ過食することで）操作するのはおそらく，どんな文明社会でも，ある層によって実行されてきた。しかしながら，禁欲主義と呼ばれる，しばしば宗教的熱情に関連する伝統こそが，拒食症と過食症という摂食障害に特に結びつくものになった。禁欲主義には断食がつきもので，それはときに極限の形とる。今日では「自傷」と呼べるかもしれないような，自ら鞭打ったり，体を切り刻んだりする行為は，しばしば，東洋と西洋の宗教的伝統の一部となっている。

　良く知られた例の一つに，初期キリスト教の男の隠者と女の隠者がいる[訳注 [1]]。この者たちは，極端な形の禁欲を実行し，砂漠の隠者として洞穴に住んでいた。こうした行いの背後にあるのは，心／魂と肉体の二元論的理解である。肉体は，外的世界と同じく，本質的に罪深いものであるとみなされる。心／魂は，肉体を征服し克服して初めて，完成することができる。肉体は魂の敵だと感じられる。なぜなら，肉体は魂を罪深い欠陥の中に閉じ込めたままにしようとするからである（Lawrence, 1979）。こうした信仰は，初代教会のグノーシス派の異端信仰や中世のカタリ派に見られるように，歴史のある時点でのキリスト教の伝統では，公然として支配的なものだった。しかし私が思うに，こうした二元論的考えは実際非常に蔓延しており，現代においても誰もが多かれ少なかれ，肉体は精神と分離していると感じている。そしてほとんどの場合，肉体は精神より劣っているとみなされる。肉体は本質的に支配下に置くことができない。このことが特に明らかになるのが思春期青年期であり，老化していくなかで再びそうなる。摂食障害の患者は，肉体の支配不可能性を受け入れることができない。しかし，本当はもちろん，心も支配下に置くことはできないのである。私たちは考えることはできても，どのような思考が心に浮かぶかは，思い通りに操ることができない。上記のような極端な宗教的実践は，たとえ表向きは肉体を思い通りに操り征服することを目指していても，実際は心を思い通りに操る手段の一つでもある。なぜなら，こうした宗教的実践に頼れば，心は肉体とその苦痛によって完全に支配され，考えることもまったくできなくなる

からである。逆説的だが，拒食症患者と唯美主義者はどちらも自分の肉体を敵だと考えている一方で，それ以外のことは，ほとんど何も考えることができない。肉体が持つもう一つの問題は，死を免れないことであるが，対照的に，魂は不滅だと広く信じられている。これから見ることになるが，拒食症患者は死という考えを受け入れられず，自分は本当に死なないと信じている。

ルドルフ・ベル Rudolph Bell（1985）は，一連の宗教家について，具体的には13世紀以降のイタリアの女性の聖人について書いている。ベルは，禁欲主義的実践を非常に興味深く簡略に描写し，こうした中世の宗教の歌姫（ディーヴァ）と現代の拒食症の少女とを関連づけようとしている。シエナのカテリーナ^{訳注 [2]}——長年自分の体を傷付け鞭打ち，最後は餓死した——のような若い女性は，今日なら深刻な精神障害とみなされるだろう，というベルの意見は，まったくもって正しい。こうした女性が最後は禁欲主義的実践を制御（コントロール）できず，現代の拒食症患者とまったく同じように食べることができなくなるとベルが指摘するのも，だから正しいのである。しかし，ベルが中世の禁欲主義運動を「聖なる拒食症」と呼ぶとき，ベルが言うようにこれら古代および中世の敬虔な女たちは現代の拒食症患者とある意味同じだと私たちが考えることは，果たして本当に有益で適切なことなのだろうか？　私は，中世の聖人は現代の拒食症患者とは違うところがあると考えている。それは，中世の聖人が自分たちの動機を意識していたという点だ。今日の拒食症の最も重要な特徴の一つは，患者が完全な痩せという容赦ない目標を追求しようと明らかに強く動機づけられている一方で，自分たちに動機を与えているのは何なのかは知らないように見えることである。拒食症患者は多くの場合，自分は「太り過ぎだ」という考えを思いつく。この主張は，傍目からしたら妄想的に思えるけれど，心の中の非常に心地良くない状況と関係しているのではないだろうか。その一方，中世の聖人と砂漠の母^{訳注[3]}は，自分たちが魂や心を，罪深いとされる肉体の牢獄から解放しようとしていることを確信し，明言していた。この者たちは，霊的完成を目指していたのである。もっとも，現代の拒食症患者の中にも，実際にはこれと似たような動機を持っている者がいるのかもしれない。しかし，だとしても，それは語られないし，想像するに，ほぼ無意識である。今日の拒食症患者に対して私たちが強烈に感じることは，患者がまだまだ体重を減らさなくてはいけないとは知っていても，なぜそうしなくてはいけないのかはまるで知らないということである。しかしここで私に完全な確信があるわけではない。一つの例外は，有名な症例，エレン・ヴェスト Ellen West（Binswanger, 1944）であると思われる。この症例では，後で示すように，患者は聖なる先人と同じか類似した動機を——それを表現するときは自分が生きる時代に相応しい言い方ではあったけれども——かなり持っていたようだ。

中世の世界では，人間の二元論的性質についての見方は広く共有されていた。この時代，聖人の禁欲主義的実践は確かに極端ではあっただろうが，しかし聖人たちは必ずしも狂っているとは思われなかった。事実，女たちが司祭や司教にその動機について問われることはよくあったことで，女たちは，（悪魔によって）欺かれてはいないと確信しているか，審問された。しかし，そこでの対話は宗教の枠内に揺るぎなく留まっていたのである。

自発的飢餓（とその他の摂食障害）が精神疾患の一種として初めて特定され分類されるようになったのは，19世紀の最後の数十年の話である。1870年代に，ロンドンのウィリアム・ガル William Withey Gull とフランスのシャルル・ラセーグ Charles Lasègue が，神経性無食欲症（Anorexia Nervosa（Gull, 1873）と Anorexie Mentale（Lasègue, 1874））の症候群を記述した論文を発表した。この頃，ジークムント・フロイト Sigmund Freud は，医学部に在学中だった。著作の中で何度も言及していることから，フロイトがこの病気をとてもよく知っていたことは明らかである。

この時代は，多くの重要な精神医学的観察が行われ，多くの精神疾患が初めて特定され記録された時代だった。

ガルとラセーグによる記述は詳細で的確である。ラセーグは，18歳から32歳までの8人の患者を記述している。興味深いのは，ラセーグがこの病気には心の原因があると強調していることだ。ラセーグはこう書いている。「ある少女……この少女は心を病んでいて，そのことを認めたり，隠したりする。それはたいてい，現実の，あるいは想像上の計画や，同情に向けられた暴力，あるいは多少なりとも自覚している欲望と関連したものである」

ガルは，ラセーグと比べると，徴候と症状の記述に関心があった。この病気を治療するためのガルの処方箋は単純だった。「必要な治療は，もちろん，病的な心を持つ人に適したものだ。患者は一定の間隔で食事が与えられるべきだし，精神面を管理する人たちに取り囲まれるべきである。親族と友人はほとんどの場合，最悪の看護人である」

ガルもラセーグも拒食症を既知の疾病や症候群には一切組み入れようとしなかった。この事実は注目に値する。ガルとラセーグが，拒食症はヒステリー性の疾病と関連があるのではないかと疑っていたのははっきりしているが，しかし両者ともそれをヒステリーの「特別な症例」として説明しようとはしなかった。拒食症を，それとは違う精神医学的症候群と関連付けようとしたり，それ以外の症状（例えばヒステリー性拒食症あるいは強迫性拒食症。文献として，例えば，Dally, Gomez, & Isaacs（1979）を参照）と拒食症との類似性に基づいて，拒食症の中の異なる種類

を区別しようとする試みがなされたこともあった。しかし，現代の精神医学はガルとラセーグに倣い，摂食障害を元来，他の疾患と明確には関連性のない，別個の症候群だとみなしている。精神医学の歴史についての現代の教科書（Berrios & Porter, 1995）の中で，摂食障害は固有のセクションを占めており，摂食障害と他の心理的状態との関連性はまったく問われていない。これは，現行の精神医学的思考を正確に反映したものだと思われる。しかし，これから述べるように，こういう考え方では「摂食障害」という範疇の中にある相違を理解したり，精神病やパーソナリティ障害，ボーダーラインとの関連性を正確に示したりすることには役立っていなかったのではないだろうか。さらには，拒食症と，自閉症といった他の発達障害との関係について考えを発展させていくことが阻害されていたのかもしれない。

フロイトは狼男の幼児神経症を説明する中で，思春期の女子に起きる良く知られた神経症に触れている。この神経症では，性的なものへの嫌悪が，食べ物への嫌悪，つまり拒食症となって現れるとされている[訳注 4]（Freud, 1918b［1914］, p. 106）。

これはさりげなくも，実に興味をそそる注釈である。フロイトが拒食症を思春期青年期とセックスへの嫌悪の両者に関連付けたことは，それ以降の議論を支配する考え方の系譜を築いた。今日の英国の精神医学において，「退行仮説」[訳注 5]（Crisp, 1986）は最もよく使用される説明モデルであるが，これはまさにフロイトが考えたような二重の関連性に基づいている。

フロイトの見解において，さらに興味深く価値のあるところは，それが，幼少期の「正常な」神経症――この神経症の中には，食欲の障害の期間が含まれている――を議論する文脈の中で出ていることである。こうした考え方は，アンナ・フロイト Anna Frued（1958）によって，そしてこれから見るように，後の対象関係論の精神分析家，とりわけメラニー・クライン Melanie Klein によって，受け継がれた。

初期の精神分析家は，摂食とその障害に関心を向け続けた。1916 年の論文を著したカール・アーブラハーム Karl Abraham は，そういう摂食に関心を持ち，それを対象関係の発達に完全に関連付けた最初期の精神分析家の一人だった。アーブラハームは，発達における食人的段階について書いている。この段階の支配的な空想は，対象を口唇によって体内化するものだというのである。「リビドーの第一前性器期」という論文において，アーブラハームは，ミルクを吸ったり飲んだりすることに没頭した若い単純型統合失調症の男性の症例を検討している。この患者は自らの「食人の考え」（「　」はアーブラハームによる）について説明した。誰かを愛することは，何かおいしいものを食べることとまったく同じだと子どもの頃に考えていたというのである。

アーブラハームはそれに続けて，ある女性患者の分析を記述している。この患者

は，強迫的な食べすぎにひどく悩んでいた。毎晩，飽くことのない飢えで何度も目を覚まし，それを大量の食事で満たすのだった（Abraham, 1916）。アーブラハームはこの症例を，満足を阻まれた本能の一例として提示している。そうなると本能は退行して，早期の（口唇的）発達水準で現れるというのである。患者には夜中の満足を止める気などさらさらなかった，とアーブラハームは言う。精神分析が黎明期からずっと，こうした症状に関心を向けていたという事実は興味深いけれども，おそらく当然のことだろう。精神医学が，強迫的な食べすぎを治療に値する症状として認識するまでには，精神分析よりもはるかに長い年数がかかった。それも，誰の目にも明らかな過食の結果の一つ，すなわち肥満だからという理由だけによるものだった。

　オットー・フェニケル Otto Fenichel は，自ら著した 1943 年の教科書で，神経性無食欲症が他の種類の病理と関係している可能性について，有益な議論をしている。フェニケルが示唆しているのは，神経性無食欲症の症例の中には，完全なヒステリー症状あるいは，強迫やうつと関連した症状があるかもしれない，ということである。さらには，神経性無食欲症が氷山の一角のように，潜行性の病気の現れであることもあるという。この場合，パーソナリティ全体，さらには他者とパーソナリティの関係，現実とパーソナリティの関係が，ひどく障害を被り歪んでしまっているというのである。これが今日，神経性無食欲症の中核群として私たちが認識しているものだ。フェニケルは，ある患者に言及している。この患者は自我発達の極めて蒼古的な段階から抜け出ることがなく，母親が患者の自我の最も重要な部分のままだったという（p.177）。ここでも私たちの多くは，フェニケルの定式化に大いに同意するだろう。以下では，異なる原因を持つ摂食障害と，異なる深刻度を持つ摂食障害とを，こうやって区別するのを忘れないでおくことが重要である。フェニケルが述べた最も深刻な状態においては，患者は単なる摂食障害以上のものを抱えている。正確に言うと，それは広汎性の発達障害である。この場合，パーソナリティのあらゆる側面が，患者自身の生命との死闘に巻き込まれている。

「症例：エレン・ヴェスト」

　摂食障害の研究と治療に最も多大な貢献をした分析家たちが，入院患者との治療設定に強く関わりを持つ者だったことは，意外な話ではない。

　1944 年に，ルートヴィヒ・ビンスヴァンガー Ludwig Binswanger は注目すべき研究，「症例：エレン・ヴェスト」^{訳注 [6]} を発表した。ヴェストは 1921 年に入院患者としてビンスヴァンガーの治療を受けた。ビンスヴァンガーは自らを実存的精神

分析家と名乗っていたが，エレン・ヴェストに最初に会ったのは，ヴェストがすでに今日で言う慢性拒食症になっている時だった。ヴェストは33歳の頃にクロイツリンゲン保養所に夫同伴で入院していたが，10代の頃から精神障害があり，20歳からは重い拒食症になった。エレン・ヴェストの症例に関して驚くべきことは，この女性の物語が類まれだということではない。それどころか，それはありふれた物語だ。そうではなく，患者が自らの経験について語り，記す，その能力と，医師が患者のことを聴く能力が，驚くべきものなのである。エレン・ヴェストは，「普通の」人生を生涯を通じて恐れていたと述べている。存在の物理的事実——身体を持たざるを得ないこと，つまり生命は，肉体を構成する物質から作られなくてはならないこと——が，ヴェストを震撼させるのだ。それには耐えられない。ヴェストは，優秀であることで埋め合わせようとした。社会変革を目指す「良い仕事」をすることで。しかし，どんなこともヴェストを満足させはしなかった。そして，魂を救済する唯一の方法を，自らの身体そのものの破壊に見出した。そうすることで解放されると感じたのである。ビンスヴァンガーのところに来るまでに，多量の下剤を常用するようになって，体重はわずか90ポンド^{訳注 [7]}しかなかった。

ビンスヴァンガーの報告には，患者自身による語りと記録がたっぷり載せられている。この報告によって，私たちは初めて拒食症患者にとっての中心的なジレンマに出会う。すなわち，外の世界が生を促進するとみなすものすべて——食べ物，愛，セックス，出産——が，ヴェストにとっては，真正の自己が死ぬ前触れに思われるのである。身体からの解放は，ヴェストにとって，天空なるもの，光あるもの，非実在を生み出すもののように思われるのである。

ビンスヴァンガーは，エレン・ヴェストは現実に抗っていたのだと，はっきり言っている。「エーテルのよう」でありたいと望んでおり，それがヴェストにとっての色白で華奢な体である。それはヴェストが恋に落ち，何年も取り憑かれたとある学生に似ていた。実際のヴェストは色黒で体格のよい女性だった。エレン・ヴェストは今日の拒食症患者と同じように，物質的な肉体——それは老いて，最後には死ぬ——によって閉じ込められている，という現実に耐えられないのである。

クロイツリンゲンでの長期滞在の間に，ヴェストは幾度も自傷行為を繰り返した。その後，エレン・ヴェストと夫は，選択を迫られた。クロイツリンゲンに残るか（ただし，その場合は監視によって安全の度合いを高める），家に帰って，夫と一緒に生活を落ち着かせることを試みるか。二人は，後者を選んだ。ヴェストは家に帰り，初めて幸せに満たされた。久しぶりにためらいなく食べ，退院して三日後，服毒自殺した。

慢性患者が，その強迫に何年も屈服しているように感じられた後に，ついには自

ら処決する——こうした話は，私たちが考えている以上に，恐らく珍しくはないのだろう。珍しいのは，その話を記録し考察する際の，注意深く敬意に満ちた方法である。

その後の進展

　ヘルムート・トーメ Helmut Thomä は，精神病院の設定で治療をしたもう一人の精神分析家である。トーメは，1950 年から 1959 年の間にハイデルベルク大学精神科病院にて，30 人の患者を精神分析的心理療法を用いて立て続けに治療した。これは驚くべきことだ。その著書，『神経性無食欲症』（Anorexia Nervosa）は，1967 年に英語で翻訳出版されたのだが，それは重い拒食症患者との精神分析的心理療法に関する病歴と詳細な報告の宝庫である。トーメの患者は入院中は週 5 回，退院後は週 3 回から 5 回の治療を受けた。

　この臨床の試みが大いに希望の持てる結果だったことが，この書には著されている。トーメの指摘では，これはモーズリー病院（the Maudsley Hospital）の試み（Kay, 1953）よりもずっと良い結果だったという。モーズリーでの治療では患者はインシュリンや電気ショック，さらには前頭葉白質切截術を受けることもあったのである。モーズリーの研究では，心理療法は効果がないとされた。トーメは，これは「おそらく，精神分析技法やその理論を誤用したためである」（Thomä, 1967, p. 64）と結論づけている。トーメは，モーズリーの患者群では自殺未遂率が高いとも述べている。「モーズリー病院の拒食症患者のあいだで驚くほど自殺未遂が頻発していたのは，食事管理が強制されるようなやり方のためではなかったのか，と思わざるを得ない」（p. 65）。入院治療における拒食症患者の最善の援助方法は何かを巡る論争は，40 年経った今も続いている。

精神分析における進展

　フロイトが切り開き，メラニー・クラインとその信奉者の一部が英国の伝統の中で継承した思考の系譜によって，摂食障害についての考えは，さらに豊かに発展した。そして，この系譜こそが，乳幼児，子ども，思春期青年期，そして大人の間の連続性を強調したのである。心の発達を概念化するこの考え方は，対象関係論と呼ばれることがある。ここで強調されているのは対象関係の様式であり，これは一人ひとりに固有のもので，乳児期に生じ，生涯を通じてさまざまな形式で続いていくものなのである（この考え方で使用されている「対象」という用語は人々を示して

いるが，それは，「主体」——検討中の個人のこと——が他者あるいは対象と関係している，という意味での人々である）。こうした早期関係とは，すなわち私たちが心の中で関係を持っている人物たちなのであり，それは私たちの心の中に取り入れられて自己の重要な一部になっている。そして，私たちの態度や，自分自身についての考え方，自分では考えられていない暗黙の思い込みに，影響を与えている。このような人物は，多少なりとも私たちにとって優しく助けになりうる。私たちの関係性のうち最も早期のもの——乳房を接点とした母親との関係——が，授乳関係であることを考えれば，食物と摂食に対する態度とそこでのあらゆる障害は，この早期関係の状態を深く反映していると予想されるだろう。

　メラニー・クラインは摂取（取り入れること）と投影（吐き出すこと）という原始的な作用について書いている。クラインによると，摂取は生まれたときから機能していて，この摂取によって原始的な心は環境から良いものを取り入れることができる。良いものは，食物から始まるが，後に母親の愛情や世話，そして美にまで拡がっていく。こうしたものは実際には授乳作用と切り離せないのである。この種の良い経験が繰り返されてこそ，心の中に良い内的人物が腰を据えるようになる。この良い内的人物は，特に分離の期間，その人を助け支えてくれる。摂取と同時に発生している投影の作用によって，赤ん坊は苦痛に満ちた，望まない感情を，取り除いていくことができる。さもなければ，この感情によって赤ん坊は圧倒されてしまう恐れがあるだろう。もちろん，どんな乳児の環境も，乳児に好悪両方の経験を突き付けてくるものだ。どんな関係も完全ではない。乳児は，その関係の良い側面を保護し心に抱くことができるようになると同時に，自らに激怒と憎悪を引き起こす不快な経験を取り除くことができるようにならなければならない。クラインの著作の強みの一つは，発達における空想（phantasy）の役割をクラインが認識し，空想が現実とどのように影響し合って，発達を支え促進するのかを理解していたことにある（クラインにならって，空想は，“f”で綴る fantasy はなく，“ph”で綴る phantasy を用いることにする。通常の決まり事として，言及されているものが意識であれば“f”を，それがほとんど無意識であれば“ph”を，綴りとして使用する）。

　この一例が，「げっぷ」として知られている，ほぼ普遍的な現象である。母親は一般的に，授乳の後に赤ちゃんが「げっぷ」を出すのを手助けするよう勧められる。泣いている赤ちゃんには，「げっぷ」の感覚があることが多い。胃の中にある何か不快なものが，栄養ある良いミルクを消化し代謝することを妨げ，おっぱいをもらったという良い経験を妨げるのである。「良い」ミルクだけでなく，まるでそれほど良くないものも取り入れられたように見える。もちろん，事実としてミルクだけでなく空気も取り入れられる現象が物理的な意味で起きている。しかしそれと並行し

て，悪い感情——例えば，欲求不満の感情——がミルクと一緒に取り入れられ，それは空想の中でげっぷによって吐き出されているのかもしれない。これによって，赤ちゃんは良いミルク／母親が保護されたかのように感じる。そして眠ることができるのである。

　クラインは乳児がこの時期に被る感情と空想の強さと力を感動的に描写している。やはりここでも心と，身体の感覚および作用とは，切り離すことができなくなる。赤ちゃんが持つ憎悪と欲求不満は，おしっことうんこを撒き散らすことで表現されうる。そしてそれは，空想の中では，母親とその乳房を焼き殺したり毒殺するために使われうるのである。

　このような心理的過程——それは身体的過程と非常によく似ている——は，人間の発達の正常かつ必然的な側面である。もっと言えば，こうした心理的過程は心の発達の構成要素だとみなすことができる。クラインはパーソナリティの発達における摂取と投影の調和の重要性を強調している。投影作用が過剰になると，乳児は空想の中で，望まない自己の側面をますます対象に押し込む恐れがある。この場合，母親は，乳児の心の中のあらゆる攻撃性と憤りを包容するようになる。その一方，乳児自身は，空虚で貧弱な感覚に陥る。

　母親と乳児の早期関係に困難があると，授乳過程に困難が生じることがある。もっとも，ほとんどの赤ちゃんが授乳困難の時期を経験する。その時期は，おっぱいを飲むことが抑制されているか，食べ物に無関心であるかのように見えるだろう。さもなくば，貪欲あるいは攻撃的におっぱいを飲むように見える乳児もいるかもしれない。こういう乳児は，乳房を愛情をもって吸うのではなく，憎悪をもって攻撃したり，貪り食うのを望んでいるように見える。このような授乳の難しさが，発達上の一里塚——例えば，固形食の開始，母親との短い分離，父親の役割の認識，離乳——に関連していることはよくあることである。こうした発達上の出来事のどれもが，乳児と母親の関係に困難をもたらす。そして，この関係の困難は，授乳の困難の中に映し出されるのである。授乳の困難は，乳児と母親の関係の困難が解消して発達が進行するにつれて，通常は解消するものだ。たまに授乳の困難が揺るぎないものになることがあるが，それは乳児と母親の関係における困難の一部が，動かしがたくなってしまったことを示唆している。

　私はなにも，摂食障害になる思春期青年期の人なら誰もが乳児期に深刻な授乳の困難を経験していた，と言いたいわけではない。では，なぜ私がメラニー・クラインを支持する者たちによる精神分析的な説明を援用しているのかといえば，生まれたときから，食べること——食べ物を取り入れること——は，母親によって差し出される愛情と初めての関係とを取り入れることに深く関連しているという事実を強

調するためである。こうして私は，どんな授乳困難と摂食障害も，関係の困難と関連しているのではないかと考えるようになった。正確に言うと，他者との関係が提供してくれるかもしれない良いものに対して，授乳困難と摂食障害では，心を開いて受け取ろうと感じることが難しい，と考えるようになったのである。

　実際の話として――これはまったく意外ではないのだが――，後に摂食障害になる者の多くが，乳児期に深刻な授乳困難を経験している。これに関しては，寡聞にして信頼できる統計はなく，乳児期の授乳困難について必ずしも問診しようとは思わない臨床家もいる。私の経験では，事細かな生育歴を聴取し，患者だけでなく両親とも話をすると，乳児期の早期段階でかなり深刻な授乳困難があったことがしばしば判明するものだ。これは次のことを示唆している――思春期青年期，そして若年成人になってから摂食障害が発症する場合，その根底には関係の困難があった。そして，この関係の困難は簡単には識別できなくても，すでに乳児期には存在していた――。

　発達早期の乳児期の出来事とその重要性に関する知識と理解を手に入れるのに最も有用なものの一つは，乳児観察の実践である。乳児観察の技法は，精神分析の原理に基づいている。赤ちゃんとその母親を，生後一年あるいは二年まで，毎週観察するのである。これは，乳児の発達を――そして，乳児の発達にとどまらないことをも――知るための革新的な方法であり，1940年代にタヴィストック・クリニックで最初に開発された。乳児観察は今日，子どもおよび思春期青年期，そして成人の心理療法において，より高い水準の訓練のための必要条件の一つになっており，健康管理の専門家の多くが――その中には，一部の小児科看護師や訪問看護師もいる――経験し始めている。母親と乳児の観察に基づいて，授乳とその困難の問題を重点的に取り扱っている非常に有益な論文が多数出ている。

　例えば，シーラ・ミラー Sheila Miller（1998）は，最初は発育不良だったが，その後回復したある乳児の観察について書いている。乳児観察の期間，乳児には授乳困難が生じては回復するということの繰り返しだった。この事態には，母親の側のとても巧妙な敵意が絡んでいた。この敵意は，観察が終わる頃，もっと露骨に示された。このとき母親は赤ちゃんが家族のペットに噛まれているのを放置したのである。

　エリー・ロバーツ Ellie Roberts（1998）は，何人かの乳児の授乳の観察に基づいた早期乳児期の摂取の過程について書いている。それは，各々の乳児の発達とその両親を描写するもので，非常に興味深い。ロバーツが描いた密着した親子関係は，それぞれが異なっており，それをもって一般化はできないけれども，しかし，こうした実例によって，私たちの見解――食べ物を取り入れる過程が難しいのは，両親を心の中に助けになる良い対象として取り込むのが難しいことの反映である――

は，強固になる。

　ここではっきりさせておくことが重要だと思われるのは，私は「悪い両親」について語っているわけではない，ということである——「悪い両親」という言葉で私たちが何を言うつもりなのにかかわらず——。子どもを愛し，世話するのに最善を尽くす両親が，これでもって子どもが順調に発達していくことが十分保証されたと確信できるなら，人生は単純だろうが，現実はそうではない。実際のところ，家族関係がうまくいかなくなる理由は，わからないことが多いのである。困難は気付きにくく，たいてい意図されたものでもない。そして両親は方程式の一変数にすぎない。二人として同じ子どもなどいない。二人以上の子どもを持つ親なら皆知っているように，同じように育てても，きょうだい二人に与える影響は根本的に違う。情緒的に世話をするのが他の子に比べてずっと難しい子どもがいる。そのことに疑問の余地はないと私も思う。

　ここ数年で進展をもたらしているもう一つの思考の系譜は，エディプス状況を乗り越えワークスルーできないと，心にどういう影響が出るかという問題に関するものである。ロナルド・ブリトン Ronald Britton（1989）らの研究のおかげで，二人の親を心の中にしっかり確立できないと，心に深刻な規制がかかり，最終的には精神的破綻を来してしまうこともあるという認識に私たちは至っている。こうしたエディプス状況にまつわる発達上の困難こそが，象徴的に考えることを不可能にする。この問題は，どんな摂食障害の患者にも，そしてそれ以外の深刻な困難を抱えた患者にも，起きている。ダナ・バークステッド＝ブリーン Dana Birksted-Breen（1989）は，拒食症患者の分析におけるこの問題を論じている。それを見ると，拒食症患者が母親のような人物との一体化を熱望し，かつ恐怖していることが，転移の中で生々しく証明されている。このような最近の精神分析的理解の発展が，本書の出発点になっている。

　現代の精神分析の発展に助けられているのに加えて，私は，遡ることフロイトによる本能あるいは欲動の二元論的性質に関する定式化にも立ち戻ることになった。1937 年，フロイトはマゾキズムと罪悪感，そして陰性治療反応についての論文を書いた。そこでフロイトはこう言っている。

　　これらの現象は間違いなく，ある力が精神生活の中に存在していることを示唆している。私はその力を，その力が持つ目的にしたがって，攻撃本能，あるいは破壊本能と呼ぶ。そしてその力を，生命体に元来備わっている死の本能にまで遡って考えている。二つの原始の本能——エロスと死の本能——が，どちらか一方だけでなく，同時に発生し，相互に敵対している。このことを考えな

いと，生命現象にある豊かな多様性を説明することはできない。[1937c, p.243]

　私は，非常に重い病気の患者を治療をするうちに，フロイトに賛成しないわけにはいかなくなった。

摂食障害と食事制限（ダイエット）

　マスメディアが 1970 年代に最初に拒食症に関心を向け始めたとき，拒食症は「減量中の人の病気」とよく呼ばれていた。報道記者は，拒食症の女子の増加をすぐに，細身のモデルや女優がことさら好まれたり，減量食品や食事制限（ダイエット）計画が喧伝されている世相に関連付けた。

　拒食症は，痩せが称賛される文化の中で栄えている。この事態が偶然の出来事ではないのは，ほぼ間違いないのだが，食事制限（ダイエット）それ自体は，拒食症の原因ではない。減量のために食事制限をする圧倒的多数の人々は，程度の差はあれうまくいくし，そもそも摂食障害という病気になることもない。そうは言っても，摂食障害になる多くの若者は（全員ではないものの）意図的に食事制限することによって減量を始める。つまり，食事制限それ自体は摂食障害の原因にはならないけれど，人によっては，それが引き金になるのだと思われる。食料の供給不足に陥っている社会や文化では，摂食障害は知られていないし，めったに存在しない。これは確かなことである。

　痩せた身体の重要性が強調されるだろう分野（例えば，モデルやダンスの仕事，陸上競技など）で働いたり訓練したりしている若い女性は，間違いなく，摂食障害になる危険性が最も高い集団に属している。それでもやはり，ダンサーおよび女性のスポーツ選手の大多数に関しても，誰もが体重を非常に正確に管理しなくてはならない圧力にいつも晒されているのに，摂食障害にはなっていない。

　報道記者が摂食障害が増加し広がっている現象を，社会が痩せに取り憑かれている事態に関連付けるとき，事実はその逆であることが多くの場合見落とされているように思う。私たちは，痩せを過大評価する西洋文化の中にいるのかもしれないが，表立ってはわからなくても社会の根底では，痩せではなく，肥満に趨勢が向いているのである。子どもを含めた全人口における肥満の割合は急上昇している。それだけでなく，一般人口の体格の平均サイズもこの 50 年で著しく上昇した。痩せを「特別だ」とみなす傾向は，おそらくこうした変化に結びついている。

　では，食事制限したり体重と体型に没頭することで摂食障害になる人もいれば，そうはならない人もいるのは，なぜなのか。あらゆる摂食障害の根底には，関係の

障害がある。そして摂食障害の症状が出てくる人については，摂食障害を発生させる関係の障害がすでに心の中にあったと言うのがおそらく正しい。それが私の考えである。摂食障害には，不可解な特徴が一つある。それは，食べ物に関する症状が出る前には関係の障害が家族や友人に気付かれないことがあるのに，摂食障害になってから関係の障害が確かにあったと認識されて後の祭りになることが多い，という特徴である。この関係の障害の本質を，私は本書を通じて理解しようと試み，そこに何度も立ち戻るつもりだ。

　最近の話だが，著しく痩せたスーパーモデルが，痩せ「崇拝（カルト）」を喧伝し，女の子たちが自分の正常な身体に不満を抱くのに一役買っている，という憶測が流れたことがあった。高級服飾メーカーの中には，あまりに体重不足のモデルは使わない，というところも出てきている。若者の心の健康に関心を持つ人の中には，こうしたメーカーの姿勢を称賛する人がいる。しかし私には，モデルにあと数ポンド体重を増やすように要求することが，本当の大きな助けになるとは，思えない。

　過去にも時折見られたが，今日流行しているのは，死人のような外見だと私は思う。高価な服を着て見せる女子は，とても痩せているが，それだけでなく，死を連想させる外見を積極的に磨いている。幽霊のような化粧をした女性たちは孤立し，自分を見つめている者たちとのつながりを失っているように見える。遁走しているかのように歩いて，自分の周りで起きていることにまるで興味を示さない。全員の目が，この女性たちを食い入るように見つめる。この女性たちには欲しいものも，欠けているものも，ない。セックスに無関心なこの女性たちからは，性的なもの（セクシュアリティ）が隠されてしまっているかのように見える。これこそが，ある種の感化されやすい若者を惹きつけるのだと思う。いかにファッションモデルが痩せていたとしても，キャッキャと笑って写真家といちゃついているのなら，そのモデルの状態は，セックスに無関心な死んだ容貌の女性の状態とは，完全に別物なのである。第7章で，このように死に心を奪われ，それを理想化している状態を，さらに詳しく論じよう。

食べすぎと肥満

　肥満は，それ自体が摂食障害であるかのように記載されることが多い。実際には当然ながら，肥満は太り過ぎた身体の状態のことであり，今日では，BMI が 30 以上で定義される。人が太り過ぎて体重が減らない理由はたくさんあるが，最大の理由は，貧困に結びついた粗末な食生活なのである。先進諸国では脂肪と糖分の多い食べ物が安価である。この状況だと，健康的な食事を摂るには，それなりの決意が必要になるくらい，それと正反対の食事の機会が多い。

このような書き方になるのは，現在，先進諸国では肥満が非常に重大な健康上のリスクだと見なされているからである。ここ英国では，肥満と関連して平均寿命が短くなったり，重篤な病気が多くなったりするという報道を，毎日のように目にする。それとほぼ同じくらいの頻度で，特に子どもと若者の間に拡がっている「危機」に取り組むための政府の新しい政策も，報道される。

なかには，太り過ぎと肥満に，高カロリーの食べ物の摂取だけでなく，あらゆる種類の食べ物の過剰摂取が伴っている人もいる。このように食べすぎが常習化している人は，摂食障害だと考えられるだろう。

過食に関係があるかもしれない無意識の動機については，いろいろと違った考え方ができる。確かなのは，孤独感——それはおそらく，心の空虚さだろうが——に対処するのに，食べ物でお腹を満たさなければいけない人がいる，ということである。これが過食症の患者がしていることだし，拒食症の人が切望しながらも死に物狂いでそうしないようにしていることでもある。この意味で，食べすぎる人というのは，拒食症や過食症の患者と同じように，本来なら心と感情の領域にあるものに，身体でもって反応していると言うことができる。別の見方をすれば，食べすぎの女性は，拒食症や過食症の患者よりも，ずっとわかりやすいやり方で反応している。空虚さを感じると，お腹をいっぱいにするのだから。だからある意味，食べすぎる人は，自分の衝動に対する抑制と防衛を発達させた人よりも，心理学的には病気ではない可能性が高い。

しかし私が探求したい太り過ぎと肥満には，それとは別の側面がある。私たちの文化では，特に若者の間では，太っていることは，ありえることのうちでも最悪な状態だと見なされるのである。それは，貪欲さ，醜さ，愚かさに結び付けられる。それでもかなりの数の若い女性が現実には太っていて，痩せゆくことに大いに抵抗しているように見える。実際，太り過ぎの人を痩せさせようと援助するのがきわめて難しいことは，ほとんどの医療従事者の間で意見が一致するだろう。確かに，減量方法に関して入手できるアドバイスは満ち溢れているし，専門家による支援もある。それでも，軽蔑されているとしか言いようのない集団の一員であることを断固として貫く者も，本当に多い。

この現象を理解するためには，恥や屈辱が自己像の一部になっている者がいるということを理解する必要があるのだと，私には思われる。正確に言うと，私がここで考えているのは女性，特に若い女性である。というのも，太り過ぎていることのもつ意味はおそらく女性と男性とでも，人生の異なる段階においても，違うと考えられるからである。

子どもの頃に太り過ぎていた女の子は，思春期になるまでには友達から散々軽蔑

され嘲笑されることに慣れてしまっている。思春期それ自体が，この女の子に余計なことをする。というのも，多くの場合，思春期は他の女の子よりも早く訪れてしまい，覚悟していた以上に大人らしい体つきをもたらしてしまうのである。その身体の成熟ぶりは注目を集めるが，それは普通，称賛ではない。その女の子は，頑丈な殻を発達させた性格になるだろう。つまり，体格や体型に関しての悪口や批判，あるいはそれ以上に悪質な冗談にも無関心を装うのだが，しかしその下では自分自身を深く恥じているのである。

「なぜ太り過ぎの女の子はダイエットして体重を減らさないのか？」と，よく質問を受ける。私の仮説はこうである。太り過ぎた女の子たちは成熟するまでに，注目されはしても称賛されないことに十分に慣れてしまっており，この飼い馴らされた状況を永続させるのである。

> Jは，30代前半の肥満の既婚女性だった。自分のことを，へこたれない強い人間だと思いたがっていたが，本当は拒絶されることに怯えて生きていた。Jの最も幼い頃の記憶の一つは，家族のパーティーでスカートを捲ってお尻を見せ，みんなを爆笑させたことだった。この幼い頃に，Jは美しい女の子だと称賛されるのではなく，自らの女性性を笑いの種にして注目を浴びることを身につけたようだ。

興味深いのは，拒食症と，肥満の女の子の経験との関係について考えてみることだ。（すべてではないものの）一部の拒食症患者の事例において，その患者に本当に恐れられているのは，こうやって女性性を毀損されて，恥辱を受けた女性になってしまうことなのだと私は考えている。つまり拒食症患者の中には，その病気に患者たちを向かわせた原動力の一つが，肥満の女の子が受け入れている状況そのものの回避である者がいるのである。拒食症になる女の子のうち少数ではあるが無視できない数の者に，太り過ぎていた来歴がある。こういう女の子たちは自らの中に，そして他人の視線の中に，台無しにされ格下げされた女性性の形を垣間見ていたのかもしれない。

拒食症患者と違って，肥満の若い女性は性行為をする可能性が高く，行きずりの性関係をよく持つ。そして，それを楽しんでいるふりをして，実際のところは深く傷つき，恥辱感を強めているのである。この後に続く章で，拒食症と過食症，そして食べすぎの背後にある精神病理の類似点と相違点について，折にふれ言及しよう。

この短い概説の中で私は，摂食障害を精神医学と精神分析がどう考えてきたのか，その重要な歴史的発展の一部を述べようと試みた。また，私自身の考えが，精神分

析の古典派およびポストクライン派双方の伝統によって，ここ何年かのうちにどのように形作られてきたのかを，明確に示した。最後に，本書を今日的な意見や関心の文脈に位置付けようと試みた。

第3章

心理療法

　摂食障害は一度発症すると治療が難しいことでよく知られている。すべての症例をほとんどの症例と言い換えても，これこそ効果があると断言できる単一の治療はない。ここで私が論じる治療は，精神分析の原理に基づく心理療法である。これが非常に多くの患者の助けになる。私がそう思う理由は二つある。第一の理由は，この種の治療は，その人の独自性を理解しようとするものだからである。後の章で私は，発達上の問題がどこにあるのかを大まかに説明しようと思う。しかし患者は一人ひとり違うので，その人の何がうまくいかなかったのかを誰かが時間と労力をかけて正確に理解する必要がある。これこそ，精神分析的心理療法がやろうとしていることなのである。この治療が有益である第二の理由は，関係に基づくという事実にある。摂食障害では，多くの関係が破綻してしまっているから，患者は程度の差はあれ誰かと親密になることを恐れているだろう。しかし，患者が自分の身に起きたことを理解し，自分が成長していく道を見出そうとするならば，親密になることこそ，取り組む必要のあるものなのである。

　摂食障害の患者と援助を通じた関係を築くことは，複雑な過程であるが，それを私は説明したいと思っている。患者が是が非でも助けを必要としている事実は，私たちには痛ましいほど明らかなのだが，患者の心の中は完全に自給自足状態で，助けなど要らないのである。これは，ジャニーヌ・シャスゲ＝スミルゲル Janine Chasseguet-Smirgel（2005）が，「自給自足国家」訳注[1]的だと形容した心の状態だ。これは，自給自足を重視し隣国との接触を厳しく制限する政治体制を表している。アセスメントに関する章（第8章）で言及しているのだが，患者によっては接触するのが他の患者に比べてはるかに難しい者がいて，最も深刻な症例では，患者は他の誰に対してもまったく興味を示さない。だから，精神医療の専門家の中に，摂食障害の患者が人間関係を作らなくても済む解決策を模索する人がいることが，私にはとてもよく理解できるのである。今日では，患者にインターネット基盤の自助プログラム——このプログラムは認知行動療法に従っている——を受けるように勧奨することが広く提案されている。このようなプログラム自体は，考え抜かれて組み

立てられているから，これがとても助けになる人もいるだろう。しかし，拒食症に
なってしまうという状況が，そもそも自助しか許されない状況なのだと思う。拒食
症の発達的な行き詰まりは，誰かに助けてもらうことを極度に恐れることに集約さ
れているようにも見える。つまり患者には，人間が普通にする依存は「弱さ」に関
係している——誰かを頼りにする必要があることは，誰からも軽蔑される卑しむべ
き可哀想な人になることを意味している——と感じられて，極度に恐れられるので
ある。精神分析的心理療法もそうだが，精神分析に基づくたくさんの治療介入はど
れも，そうした態度に根本的に異議を唱えるものだ。精神分析や精神分析的心理療
法でなくても摂食障害から回復することは可能であるが，しかし依存できる関係を
患者が作らずに回復できるとは，私は思わない。

技法の問題

　次のように言われることがある。摂食障害の患者は依存関係にひどく困難を抱え
ているのがはっきりしているので，精神分析に由来する通常の技法が使えない，と。
ここで言う通常の技法の中には，自由連想の技法——これによって患者は心に浮か
ぶことは何でも話すよう求められる——が含まれている。自由連想の技法は，相互
作用は治療者によっては決定づけられない，ということを意味している。ここでは
治療者は，耳を傾けて，表向き提示される素材に応答するだけでなく，言葉に潜む
不安や懸念——中でも，徐々に明らかにされる治療者との関係に結びついた不安や
懸念——について，理解しようと試みるのである。心理療法の設定には，治療者で
は決定できない性質があり，私はそれがとりわけ有益で重要なのだと思っている。
患者は孤独が当たり前になっていて，不幸の底に沈んでいるのだから，自分のやり
方で苦難を治療者に示せることが必要なのである。もちろんそれは，治療者が言語
的コミュニケーションだけでなく非言語的コミュニケーションと関係性の側面にも
感度が高くなければならないことを，意味している。もっともこれは拒食症や過食
症の患者だけでなく，どんな患者に対しても言えることだ。

　こういうふうにも言われることがある。摂食障害の患者は集中的な治療^{インテンシブ}訳注 [2] を
きちんと使いこなすことができないので，提供すべきは週1回の治療だけだ，と。
私の経験上，これは端的に言って事実ではない。ひどく傷つきやすくて精神障害を
被った患者は，高頻度の設定がもたらす接触から大きな恩恵を得ることが多いので
ある。摂食障害の患者が，ごく普通に治療面接を使えるとは限らないだろうが，だ
からといって，それはこの患者たちが本当は必要としている接触を奪ってよい理由
にはならない。例えば，治療者がとても無口な患者に付き添わなくてはならないこ

とには努力と決意が求められるだろうが，それは決して不可能ではない。よって私の提案は，患者には，治療者が最大限マネージメントできる頻度でもって治療が提供されるべきだ，というものである。ここで私が考えるのは，タヴィストックの子どもおよび思春期青年期の心理療法士だ。こういう心理療法士の多くが，拒食症および過食症の思春期青年期の患者を週3回の心理療法で治療して大きな成功を収めているし，その甲斐もあって患者は入院せずに済んでいる。

　第6章では，とりわけ拒食症患者が，虐待を受けた患者と同じように，侵入されるのを恐れているように見えることを論じる。拒食症患者が感じている侵入される恐怖は，患者の心の中に存在する非常に侵入的な対象と結びついていることを，私は提示する。その上で，この侵入的な対象は，患者自身が特に両親間の関係に対して侵入的であることに結びついていることを提示しよう。侵入的な対象がこのようにして存在することで，患者の治療には非常に重大で広範囲にわたる影響が及ぶのである。

　私は，治療者が患者を侵入的だと感じることも，治療者が患者から侵入的だと感じられることも，どちらも絶対に避けられない事態だと考えている。治療者が陥るこの状況は，あまり心地の良いものではない。治療者自身が患者から「良い」治療者，あるいは腕の良い治療者だと思われたい場合には，それはとりわけ苦しいものになる。もちろん私たちは誰しも，自分がうまく治療を行っていると感じたいものだ。しかし，摂食障害の患者を相手にしたとき，治療者の側が，自分はぎこちなく愚かで，まったく望まれていないのだと感じずに，うまく治療を行うことなど，普通は絶対できないのである。

　実際には，これは複雑な状況である。患者は意識的には自給自足を行いたいし，自給自足を行えていると感じている。私たちが提供できるだろう理解という心の食べ物は，どんな種類のものであれ，患者はまったく欲してもいないし，必要ともしていない。しかしその裏では，患者は触れて欲しくてたまらず，極めて依存的で乳児的で，理想化された対象との一体化を切望している。この複雑な状況にどのように取り組むべきなのだろうか。本質的に私たちにできる唯一の方法は　面接室の中でまさに起きている状況をコメントし解釈すると同時に，その状況の背後にある無意識的な不安を心に留めておくことである。私は患者にこう言うかもしれない——私に言葉を無理矢理押し込まれているかのようで，あなたは私を怖がっているように見える——と。それと同時に，患者に言わないけれども，こう考えているだろう——あなたは，私が発するありとあらゆる言葉に対して，自分がいかに貪欲なのか，と怖くなっている——と。

　これこそ，私が思うに，集中的な治療が役立つ理由なのである。患者が情緒的接

触を許しでもしたら，それが引き金となって，おそらく患者は私たちにすべてを世話してもらいたいと心から欲すると同時に，そのことに恐ろしくなるだろう。そしてこの状態を患者が持ち堪えるためには，翌日にセッションがある方が，そうでない場合よりも，ずっと容易なのである——たとえ患者が，明日のセッションでは口を噤んでいなくてはならないと感じているとしても——。これはタヴィストック・クリニックのような心理療法の専門機関にとって，重大な論点である。タヴィストック・クリニックでは，患者にアセスメントを提供するが，その後，治療のための待機名簿（ウェイティング・リスト）に載せる。おそらく数回を要するセッションの中で良いアセスメントが行われると，患者と何らかの情緒的接触が起きる。それも極めて激しいものが，よく起きるのである。そういう患者が，治療の空きを待っている間に，「絶交された」と感じたならば，患者に深刻な影響を与えかねない。私は次のような事例をたくさん知っている。つまり，アセスメントが成功した後に，症状がひどく悪化したり，それとは違う行動化が起きる事例である。こういう事例では，アセスメントが終わった後，治療がすぐには始まらなかったのである。拒食症患者は週5回のセッションが提供されることよりも，週5回しか提供されないことに，怯えているのである。

　私は，精神分析を実践している者が持っている伝統的な姿勢が，きわめて重要だと思う。そして患者からその真価を大いに認められていると思う。患者がどれほど私たちを侵入的に体験するにしても，事実としては，私たちは患者の人生の中に侵入はしない。私たちは時間で境界をはっきりと区切られているし，間違いなく専門家としての役割を持っている。私たちの倫理規定がここで私たちを支えてくれている。患者は私たちが冷たいと不満を言うこともあるかもしれないけれど，実際は，この境界によってとても安心させられていることを，私たちは知っている——境界が，私たちが患者の人生の中に侵入すること（侵入し過ぎること）を阻止するのはもちろん，患者が私たちの人生の中に侵入すること（し過ぎること）も阻止してくれるのだから——。私たちの中立性も大いに役立つ。治療の目的の一つは，患者が患者自身の発達にかかわる葛藤状態に到達し，そこに留まれるようになることであって，それを遮断してしまう選択肢を取ることではないのである。患者が必要としているのは，この葛藤状態について中立的な立場からコメントできる治療者なのであって，どちらか一方の側に立とうとする者ではないのである。

条件と限界

　集中的（インテンシヴ）な精神分析的治療を支持する論拠を述べたわけだが，もちろん不利な点と留意すべき点がある。その一つは，患者の身体面の健康状態に注意を払う必要があ

るということだ。分析的設定においては，私たちは患者に対して看護師や医師の役割を果たすことはできない。心理療法自体は医療的支援を供給することはできないから，心理療法は安全ではないと主張されることもある。実際のところ私は，医療や精神科の同僚の協力を得るのに苦労したことは，ほとんどない。むしろ，こういう難しい患者に対してしっかり協働することが非常に役に立った。

　二つ目に留意すべきなのは，良いアセスメントの必要性だろう。生と死の問題に関する章（第7章）ではっきり述べるのだが，拒食症と過食症の患者は発達することがほとんどできない。実際に患者は生に復帰する機会ではなく，自己破壊の目撃者を探し求めている——これは摂食障害の患者にいつも付きまとっている危険である——。患者の身体の状態の深刻度合いは，必ずしも心の状態がどれほど死に瀕しているかを，反映しない。慢性の摂食障害の患者は低体重を維持することがあるけれど，それは死なない体重である。しかし患者は，死を讃え生きることを憎悪しながら，生きている。窮屈に抑制され，不平と憤りでいっぱいなのかもしれないのである。摂食障害の患者が人生のある時点で専門的相談を求めることがある。それは，過ぎさった時間に気付かざるを得ないときだ。しかし患者は，変化の脅威によって心的平衡が崩れるのを，まったく良しとしないだろう。

　外来患者の心理療法が現実的な選択肢になるためには，患者と治療者とで，患者の状況についておおよそ同じ事実を分かち合う必要があると，私は思う。はっきりとは何がおかしいのか合意ができなかったり，何がおかしいのかそもそも分からないこともあるかもしれない。しかし，何かがおかしいという点では両者の意見が一致している必要がある。何もおかしくないと言い張る拒食症および過食症患者と，治療同盟を維持できるとは思えないからだ。

　最後に，行動化という現実的な危険性がある。危険なのは，患者が治療者への陰性感情に支配され自己破壊的に行動することだ——治療に来なくなったり，あるいは積極的に減量したり，何か他の自傷行為に走るなど——。だから患者がセッションにやって来て，沈黙し，拒食をセッションに持ち込むことができるならば，作業はゆっくり進んでいるといえる。

異なる治療方法および治療モデルの間での競合

　ここでは私が最もよく知っていて効果的だと思う治療方法を提示する。しかし，それ以外にも役立つ治療法はある。ここで取り上げていないからといって，そうした心理療法を私は見くびるつもりなどない。これなら上手くいくと確信できるような治療は，一つとしてないのだから。私たちは偏狭であってはならない。何よりも，

病気のある特定の時点において，この患者にはどんな種類の治療が適しているのかを，私たちは考えなくてはならない。

家族作業（ファミリーワーク）と家族療法

摂食障害の患者は，家族からの精神的な分離をなしとげることに苦労している。この困難を考えたとき，実際の家族を治療することは可能なのかという問いが提起されてきた。拒食症および過食症の患者の家族との間で，これまで多くの優れた家族作業（ファミリーワーク）が行われてきた（例えば，Minuchin, Rosman, & Baker, 1978; Selvini-Palazzoli, 1974）。黎明期の家族療法の先駆者はたいてい，家族が何らかの形で症状を生み持続させる原因だと仮定していた。この仮定は数十年にわたって，患者の家族と，それを治療する専門家との間に，多くの緊張を生み出してきた。

家族療法の有効性に関する一連の研究がモーズリー病院（the Maudsley Hospital）訳注 [3] で行われた（Eisler, Dare, Szmukler, le Grange, & Dodge, 1997; Russell, Szmukler, Dare, & Eisler, 1987）。この治験の一つでは，若年の患者が家族療法か「支持的な（サポーティヴ）」個人心理療法のどちらかに無作為に振り分けられた。もう一つの治験では，家族療法か精神分析的心理療法のどちらかに無作為に振り分けられた。どちらの治験でも，家族療法を受けた若年患者の方が転帰が良好であることが，5年の追跡調査で確認された。しかし成人患者に関しては，家族療法の方が転帰が改善されるという傾向は見られなかった。

この研究結果は（当然だが）強い影響力を持つに至り，摂食障害の罹患期間の短い若年の患者に対する治療法としては通常，家族療法が選択されるようになった。しかし，このような研究が有用ではなかったところは，家族の治療と個人の治療を厳密に区別している点であろう。児童および思春期青年期を対象にした通常の心理療法施設では，家族は必ず病気の子どもの治療に参加しているだろう。子どもが家族の入らない個人心理療法を受けているかどうかにかかわらず，つねに家族は参加しているのである。家族がどんな形であれ子どもの治療に参加しないと，若年の患者個人への精神分析的心理療法が多くの場合失敗してしまうという事実は，私にはあまり驚きはない。重症の摂食障害の若者が良くなるために，患者には家族からの全面的な支持と協力が間違いなく必要とされているのである。

この種の調査に付いて回る問題は，異なる治療法を競わせようという考え，すなわち他よりも優れている一種類の治療を「証明」しようとする企てが，調査の根底にあることだと私には思われる。しかし，実情は違う。重症の摂食障害の若者のほとんどは，ほぼ確実に，複数のアプローチを組み合わせることが必要なのである。

認知療法

　精神分析的心理療法の代わりになるものとして，よく引き合いに出されるもう一つの治療法は，認知行動療法（CBT; cognitive behaviour therapy）である。CBT は，問題解決のための短期で構造化された治療法である（例えば，Beck, Rush, Shaw, & Emery, 1979 を参照）。この治療法では，学習された信念と行動パターンを患者と治療者とで協力しながら同定し，修正しようと試みる。信念と思考を論理的に反証し，それらを現実検討するのである。CBT には多くの変形がある。精神力動的な要素をもっと取り入れている認知分析療法は，その一つだ。不合理どころか，妄想的な信念で満ち溢れている摂食障害の治療に，なぜ CBT とその変形が適していると見なされるのかが，よくわかるだろう。CBT では，拒食症の少女に，次のような思考を教えられるだろう——理想体重として心の中に抱いている体重は，実際には命と両立しないし，BMI が 20 であっても，丸々と太ってなどいない——と。この思考には，患者の心に大いに訴えかけるものがある。患者の中の正気で理性的な部分に向けて，こういう内容をめぐって話しかけることは，間違いなく有益である。そして，この種の思考化に一人ひとり患者がどれくらい従うことができるのかを見ていくことが，いつだって興味深いことも，疑いようがない。しかし，次のことを忘れないでおくことも，同時に重要だと思われる。つまり，患者の中にはまた別の，もっと精神病的な部分があって，この部分が死をもたらすものに結び付くことで，患者にそう簡単には思考の経験を変化させなどしないということである。私は，CBT が適切な場合があると考えているので，患者を CBT の専門家に紹介したり，一般開業医（GP）に CBT の治療に患者を紹介してくれるように頼むことがよくある。しかし，それは通常，患者の根底にある精神病的な状態に対して十分な作業^{ワーク}がなされたことによって，患者が CBT を使えるだろうと，私と患者の双方に感じられる場合に限られる。私はつくづく思うのだが，患者は食べ物について考えるという悪習に陥ってしまっている。だから，その心の状態が十分に改善されたなら，考え方の悪癖という問題に取り組むことが大きな助けになる患者がいるのである。

　CBT と精神分析的方法との間には，大きな相違点が一つある。それは，精神分析においては，転移関係が進展して，ある時点で陰性転移と称されるものに直面することを当然だと考える点である。陰性転移において，治療者は患者にとって，ある人物になる。患者の心の中のどこかに，患者を支配し続けている強力で恐ろしくて残酷な人物たちが，潜んでいる。すると治療者が，こういう人物たちの主要素を含む者と化してしまうのである（第 4 章の C という女性が，良い例だ）。精神分析的方法では，この陰性転移の経験を回避しようとはしない。極力少なくしようとも

しない。ここで最も重要なのは，陰性転移を個人攻撃として考えない，ということである。つまり，実在している普通の人間としての私たちに陰性転移が向けられているかのようには，私たちは考えないのである。私たちは，患者が私たちにいつも好意的であるとは思わないし，好意的であるように患者に強要することもない。前向きになるように強要しない。良くなりたいと思うように強要しない。生きたいと思うように強要することさえ，しないのである。私たちの望みは，患者をこれほど酷く苦しめている非常に悪い心の状態を，転移の中に出現させることで，心の状態が少しずつ長い時間をかけて修正され，もっと自分のことを助けてくれる何ものかが患者に内在化されることなのである。第8章で述べるKという女性は，その良い例だ。Kは治療に協力的で洞察力があるように見えた。しかし，患者の心の中は，敵意に溢れた，はるかに原始的な状態だったのであり，それは最初はスタッフを相手に再演された。こういう心の中の状態を私たちが何とか理解しようとして関わるまでは，Kは悪化の一途を辿ったのだった。

　患者の中には（治療者の中にも），分析の治療面接が構造を欠いているのが耐えられない，という者がいる。そういう人にとっては，CBTは明示される目標と治療面接の合間にやるべき宿題とがあるので，精神分析よりも課題本位の治療だと感じられる。しかし私に言わせると，何をすべきかを患者に指示しない，という事実自体が，精神分析の作業をここまで特別なものにしているのである。意識的なだけでなく，無意識的な思考や過程の進展を妨げないようにするならば，何が起きても許される空間を設定しなくてはならない。精神分析の作業が構造化されていない，というのは，実際は本当の話ではない。はっきりとして揺るぎのない時間の枠があるし，患者には心に浮かぶことを話すという課題が与えられているのだから。このような精神分析的なやり方で作業するとき，難題が一つあると思う。それは特に拒食症患者で顕著なのだが，空虚感と絶望感にしばしば圧倒されるということである。これは，患者と治療者のどちらもが避けたいと思う経験だ。

　CBTに対して私が抱いている疑念は，患者の病理の重い部分に接触できないまま，患者の健康的な部分と治療同盟を結ぼうとしていることである。病理がさほど重くない患者には，それが有効なのかもしれない。CBTによって，患者の健康な部分が強化され，患者が自分の力で病気と戦うことができるようになるかもしれないからだ。しかし私は，これによって患者は間違いなく，ある感覚を抱いたままになってしまうと，考えざるを得ない。それは，自分は孤独で理解されておらず，自分の中にある，もっと破壊的な部分によって再び危険に晒されるだろう，という感覚である。

　私はCBTが次のような患者にとって非常に有効な治療法だと確信している。つ

まり，おそらくあまりに急激に減食することで視野が狭くなり，食べることをめぐって泥沼にはまってしまった患者である。こういう患者は，認知的な治療法が助けとなって，短期間でバランス感覚を取り戻すことができるだろう。こうした治療法がもっと深刻な問題が生じるのを防いでくれるかもしれない。しかし，ここで前提となるのは，摂食障害の根底にパーソナリティ障害やうつ病があるわけではない，というものである。この前提のない症例では，症状の改善を見るより先に，症状の根底にある問題が理解される必要があるように思われる。

入院施設での治療

　ジャンヌ・マガーニャ Jeanne Magagna の近著の中の一章に，重症の患者を治療する際に起きる板挟み状態の一端が説明されている（Magagna, 2004）。その章では，17歳の入院患者との治療作業が描写されている。この患者は，広汎性拒絶症候群という病名で知られることもある状態にあった。広汎性拒絶症候群は，重度の拒食と同時に，精神病性の抑うつと深刻な情緒的引きこもり，緘黙が起きる状態である。子どもの心理療法士であるマガーニャは，こうした患者を巡るスタッフ集団内の争いを描いている。「いつもの」治療が失敗した後，電気痙攣療法が行われたのだが，スタッフの中には，それを残酷な治療法だと考える者もいた。それも失敗し，最後の手段として，子どもの精神分析的心理療法士が患者を治療することが許された。しかし，これが残酷な治療法だと考えるスタッフもいた。この子どもはただでさえ病気なのに，心理療法に「晒したら」，もっと病気になると思われたというのだ！
　マガーニャは，自らが試みたことを著している。最初は浅く，しかし次第に揺るぎなさと信念をもって，患者に話していったのである。すると初めに陰性転移が発展した。治療者が患者から恐れられ，信用できない人になった。ついには，患者の残酷で敵意に満ちた部分が出現した。マガーニャは，どのスタッフにとっても，患者の破壊的な部分を見ることがいかに難しかったかを論じている。全員が，この患者のことを，自分たちが理解できない何者／何物かによる受動的な「犠牲者」だとみなしがちだった。それに留まらず，患者に残酷な治療をしていると，責任のなすり合いをしていた。これは，患者の残酷かつ殺人的な部分が患者自身の所有物にされずに，スタッフチームの中へ強力に投影された良い例である。この圧力の下では，スタッフチームはチームとして機能することがますます難しくなる。この事例では，子どもの心理療法士が精神分析の考えを基盤にすることで，自分たちに何が起きているかを理解して，同僚たちに話すことができた。こうした状況は，とてもよくあることである。しかし，当事者であるスタッフが，何が起きているのかについて，

つまり本当に起きているのはスタッフの機能障害ではなく患者の病理なのだと，ここまで明確にいつも理解できるとは限らない。

　助けなど要らないと言い張って，助けをもらうことに進んで抵抗することの多い患者たちと一緒にスタッフが治療作業を続けていくのは，とても難しいことである。私の同僚に，摂食障害治療部門のスタッフ集団のコンサルタントを依頼された女性がいる。この同僚が，次のような状況を話してくれたことがある。スタッフは積極的にコンサルタントからの関わりを求めた。そのわりには，コンサルタントが提供するどんな助けも，ほとんど受け入れたがらないように見えたという。スタッフには，この治療部門において何が起き，何が間違っているのかに関して，自分たちなりの相当凝り固まった考えがあったのである。スタッフは難治性の患者を数多く抱えていた。体重回復プログラムでスタッフが治療しようと苦闘していた患者たちだ。チームの中では，調理部のスタッフの力量不足が，盛んに話題にされた。正しい種類の食事を正確な分量で作ることに，調理部のスタッフがいかに非協力的か，皆が口口に言う。コンサルタントは，こう見解を述べた。高品質な食事を欲しがる人が誰もいないときに，それを作り続けることは，とても難しいはずだ，と。しかし，このコメントは完全に無視された。やっぱり調理部のスタッフへの文句は止まらなかった。コンサルタントは，私の作る食事も誰も欲しがっていないみたいだと指摘した。このとき初めてチームは，自分たちがどれだけ望まれず，感謝されてもいないと感じていたかを，メンバー全員で分かち合うことができた。実際はもちろん，患者はスタッフに非常に依存している――生き続けるために，依存しているのである。だからスタッフは，自分の心を掻き乱してくる患者からの強烈な投影に，耐えなくてはならない。しかし同時に，スタッフは，患者が死んでしまわないように必死に働いて，警戒を怠るわけにはいかない。この二つの態度を両立させなければならないことが，治療作業をここまで難しくしているのである。こういう患者の多くは精神保健法（The Mental Health Act）^{訳注 [4]}に基づき強制的に病院で 24 時間の観察下に置かれているので，患者とスタッフは密着して一緒に時間を過ごしている。このことを忘れるわけにはいかない。つまりスタッフには，患者の騒乱から距離を置くための場所が，まったくないのである。

　キャロル・ボウヤー Carole Bowyer（2007）は，摂食障害治療の専門施設の栄養士の立場から，病棟での食事時間の構成について述べている。スタッフは，原始的不安を十分に包容し，餓死しそうな患者が食事を摂れるようになる環境を維持しようと苦闘する。もちろんスタッフは，患者の食べ物にまつわる不安の多くが，本当は飢えているのに，飢えてなどいないと患者が主張するという事実から生じていることを，十分に理解している。普通の人でも長期間食べ物が与えられないと，食

べ物のことに心が占有されて，拒食症患者と似た行動を取るようになる。例えば，一回の食事に非常に長い時間をかけたり，食べ物を切って粉々にしたりするのである。しかし，拒食症患者は，「普通」ではない。拒食症患者は，身体が危険に晒されているだけでなく，深刻な発達障害訳注[5]によって成長できなくなっている。どういうことかと言えば，こういう発達障害では，摂食行為によって本人が大人の経験する性的なもの_{セクシュアリティ}という大混乱へと駆り立てられるも，しかしそれに対して自分ではまったく対処できないように感じられるのである。

　私は，摂食障害治療の専門施設の上席スタッフと仕事をする中で，あることに気付いた。それは，この仕事がどれほど難しいかを，上席スタッフがほとんどの場合，まったく認識していない，ということである。スタッフが，悲惨だと言ってよいくらいに大変な臨床現場を報告する。そのとき，上司が，スタッフが対処しなくてはいけないことに心から衝撃を受け，はっと息を飲む——この音が現場のスタッフに聴こえることで，スタッフが安心できることも多いと私は思う。自分たちが本当は経験している衝撃から，私たちが立ち直るとき，本当の援助になるように私たちは患者について考えることができる。これが，臨床現場を外側から見る視点を持つことが非常に有益になる理由である。業務と患者をただ時々刻々と管理しなくてはならないとき，スタッフは何かを見失っている。すなわち，自分たちに本当は何が求められているのか，そして自分たちが携わっている仕事がいかに不可能に近いものなのか，という視点を見失ってしまうのである。

心理療法のテーマ

　摂食障害の症状は，どの患者でも驚くほど似ている。しかし精神分析的心理療法の経験は，患者ごとでまったく違う。だから，摂食障害の精神分析的心理療法について，一般化し過ぎるわけにはいかない。それでも，私が直面したテーマのいくつかを特定し説明を試みることには，価値があると思う。

　非常によく知られたテーマの一つとして，治療者との一体感を築こうと努める——むしろ心の中にすでに治療者との一体感を築いてしまった——患者，という問題がある。これは，バークステッド＝ブリーン（Birksted-Breen, 1989）が，転移の中に次第に姿を現すものとして描いた関係である。しかし，患者の側のこの種の願望が，もう少し劇的な形で心理療法に現れる場合もある。

　　Yという女性患者は，希望と熱意に満ちて分析を開始した。Yは，この分析で人生で初めて，自分がいつも切望していた関係が見つかる，と確信していた。

これまで何度か違う治療を試したことがあったが，今度こそ，そうまでして自分が必要としていたものが見つかったのだと確信していた。

　最初の数週間，Ｙはほとんど話さなかった。カウチに横たわって満足している方が良いようだった。話したとしても，自分自身の話でも，面接室の外の生活の話でもなかった。たまに，とてもゆっくりと，言葉を選びながら，セッションの中でどんなふうに感じているのかを語るのである。例えば，温かいとか，寒いとか。心配だとか，期待があるとか。あるいは，分析に対して希望を抱いているとか，人生がようやく上手くいきそうに感じるとか。心理療法を何やら魔法のような神秘的な作用を持つもののように，もっとはっきり言えば宗教体験のように言うことが多かった。部屋の中には，性愛化された気まずい雰囲気が漂っていた。

　徐々にＹは夢を語り出すようになった。初めて報告された夢は，Ｙと私が一緒に踊って，互いの一挙手一投足をじろじろ見て，鏡のように動く，という夢だった。もう一つの夢では，多分フリーメイソンなのだろう，奇妙な礼服をまとった者たちが，おそらくその者たちにとっては意味があっても，Ｙには何の意味もないと思われる儀式を執り行っていた。分析を開始して以来ずっと，Ｙは分析を自分専用に改作して大いに満足しているように見えた。私はこう解釈し始めた——Ｙが分析を開始したのは，理想的な母子関係のように私と融合することを待望したからだった。そういう分析の中にいれば，私とＹとの間に相違点はないし，分析の外側の生活も存在しない。だから不安もない。しかし実際は，その分析の中にほとんど意味はない——と。

　患者は少しずつ，自分と私が分析に関して違う考えを持っていることを，理解し始めた。Ｙは，私から厳しく批判されているのは自分が悪いからだ，と感じていた。しかし，私に向けて怒りや失望を直接表現しなかった。自分が愚かで傲慢だったのだ，と自罰的になるのだ。Ｙの言葉遣いは変化した。自らを中傷するときに，まるで聖書のような文言を使うのである。このとき初めて，私は，非常に批判的で過酷な超自我を垣間見た。もちろん，これはＹの分析の際立った特徴になった。

　摂食障害の精神分析的心理療法において，また別の形で繰り返し起きているもう一つのテーマは，自己愛的な内的対象の背後にある意図である。これによって，私は次のような対象を言おうとしている。この内的対象は，素晴らしい将来性を秘めていて，だから，飛び抜けて特別で重要な対象に見えるかもしれない。しかし，この対象に担わされた意図は，患者の自己顕示欲なのである。患者が対象を大事にし

ようとしているわけではないのだ。これは，次のような理由で赤ちゃんを生む母親が持っている意図のことである。すなわち，この母親は，我が子を愛するためではなく，赤ちゃんを抱いた母親として他の女性からの羨望を集める，影響力のある偉い女性のように見えるために，赤ちゃんを欲し，必要としたのである。だから，赤ん坊を有名ブランドのアクセサリー同然にすることで自給自足を行っている。こういうやり方で対象を妊娠する^{訳注 [6]}患者は，精神分析をいとも簡単に自らの前概念に嵌め込んでしまう。ここでは分析家は患者から自惚れているとみなされる。確かに，「精神分析家」とは，多くの人からしたら，何と自惚れた肩書きだろうか。この肩書きがほのめかしているのは，本人が自分自身について理解している以上に，私たち精神分析家の方が，その人のことを理解できる（もっと言えば，分析家は自分にはそれができると思っている），ということである。患者 Y の夢の中で示されていた魔法のような神秘的な力も，きわめて万能的な形の精神分析のことを言っているのだと思う。ここでの分析家とは，自分を他人よりも優越した人間にできる力や才能を我が物にしたと考えている者のことなのだろう。

　　BJ という患者は，解釈が私の優越性を一方的に証明する試みであるかのように受け取って，あらゆる解釈に反応した。解釈が BJ に本当に触れると，不信感に満ちた沈黙がセッションすべてを覆い，それが何日間も続くことさえあった。BJ は，容姿（それは間違いなく良いのだが）を磨いて自分をできるだけ美しく見せることなど不可能だと思っている患者だった。少しでも容姿を気にする女性は誰であれ，「膨れ上がって」^{訳注 [7]}「自分のことで頭がいっぱいな」女だと BJ は信じていた。一方，BJ は，そんなことにはまったく関心がなかった。BJ は，生まれてこの方，私のような女たちと対決し続けてきたのだと感じていた。だから私は BJ にとって，膨れ上がって，自分のことで頭がいっぱいで，BJ よりも自分の方が賢く特別で美しいのだと見せつけたいだけの女なのである。BJ が転移の中で私を経験するとき，それは私が摂食障害の患者との分析作業で何度か遭遇した状況のうちでも，その性質を極めるものとなった。

　分析に対するこの種の反応は，競争心が非常に強い母親との実体験に基づいているのかもしれない。すなわち，この母親は娘の若々しい美しさを何の疑いもなく受け入れることができなかった。そして，子どもの成長より，自分の心の中にも他人の心の中にも，母親としての自らの地位があるかどうかを心配していたのである。もう一方では，この種の反応が，幼い女の子の経験に基づいている可能性もある。この女の子には，父親の目に美しく映る大人の女性である母親が，受け入れられな

かったのである。父親が母親に見惚れているという事実を，特に女の子が母親への安定した愛着を形成する以前に，時期尚早に経験してしまう場合を考えてみよう。このとき，女の子の憤りがあまりに強くて，その発達がてきめんに阻害されてしまう可能性はあるのだろうか？　私の経験上，こうした問題がどのように生じるのかは，正確には知り得ない。どんな事例においても，作業仮説以上のものを得ることは決してできないのである。

　ここで述べたのは，次のような布置である——女の子の相手をしてくれない美しい母親が，母親自身のことと，自分が他人にどう映っているか，そして他人より自分の方が優れているかを気にしてばかりいる。そんな母親に，傍観者である父親が見惚れている——。この布置は，摂食障害でよくあるテーマである。それによって患者は，自分は無力で，自分を助けたいと思ってくれる両親はいないと感じさせられる。女の子の苦境は，母親の優越性と，それに伴う父親による母親の賛美を強めるだけである。この状況下での心理療法士の仕事は，「現実の」状況に取り組むことではない。それをするならば，両親と子どもが本当は何を考えているのか（あるいは患者が成熟した大人なら，何を考えていたのか）の答えを出そうとしなくてはならない。そうではなく，私たちの務めは，患者の発達を妨害している心の中の布置を，患者が垣間見られるようにすることである。さらに言うなら，患者がこの布置から小さく一歩後ろに下がることで何らかの視点を獲得し，自分自身と対象についてこれまでとは違うあり方で考え始められるように，私たちは手助けできるかもしれない。

「陰性治療反応」というもの

　「陰性治療反応」は，フロイト（Freud, 1923b）が，治療的援助に対して悪化することで反応しているように見える患者を説明する際に採用した用語である。フロイトによると，陰性治療反応には，無意識的罪悪感と病気であり続ける必要性とが関連している。フロイトは，このときの罪悪感は文字通り無意識だと強調している。だから患者は罪悪感を感じていない。陰性治療反応の過程でどれだけ悪化しようとも，ひたすら自分の目標を追い続けなければならないような感じがしているだけである。第7章で議論するが，これをフロイトは，超自我（あるいは良心）が自我あるいは経験自己を破壊するために全力で攻撃している状況だと理解している。この好例が第8章で述べるKという女性である。Kは従順で，洞察に富んでさえいるように見えたのに悪化の一途を辿った。スタッフがKの破壊衝動を何とか理解したとき，いや実際は，スタッフがKの敵意をまともに受けたとき，ようやくKは

変わり始めることができた。明らかになったのは，K が，最近死んだ父親に対して本当は強い罪悪感を抱いていたことだった。この罪悪感が，両親への怒り——K には両親がどこか腑甲斐ないと感じられていたから——と結び付いていたのである。

　このような患者との心理療法できわめて重要だと思われるのは，無意識的罪悪感に意識的に接触できるようになることであり，さらに，自己に向けていた敵意の一部を治療者との転移関係に表出することである。患者の陰性感情がしばしば極端だからといって陰性感情の表出を許さず，治療者が患者と表面的に良好な関係を維持しようとするのは，患者の助けにならない。次章以降で，陰性転移の作業^{ワーク}の実例をいくつか紹介する。こうした事例を通じて，患者の負の迫力が表現され経験されることの重要性に対して，何らかの根拠を提供できればと考えている。

　以上，私がどんな仕事^{ワーク}をしているのかを簡単に述べてきた。願わくは，これによって以降の章を理解するための枠組みが読者に提供できたなら良いのだが。そこで描かれている多くの臨床例は，私自身の実践および，私の同僚あるいは教え子の実践から，採用している。

第4章

摂食障害と対象関係

　摂食障害について精神分析的に考える——その重要な一歩が踏み出されたのは，症状は関係の障害を象徴していると考えることが可能になり始めたときだった。これは，フロイトの最も初期のヒステリーと強迫神経症に関する体系化をまさに継承したものである。それによると症状は，感情や観念が，別の観念，あるいは身体部位に（ヒステリーの転換のように）置き換えられたものだと考えられたのである。

　拒食症と過食症の双方に関して，こうした力動性に基づく非常によくある例を一つ挙げると，患者が自らの貪欲さに怯えている状況がある。患者は，この状況を，食事摂取量を厳密かつ強迫的に制限することで解決するかもしれないが，その行動には，貪欲の罪を犯していないことを確かめるという目的があるのである。あるいは過食症の症例のように，ことあるごとに貪り食うことに耽溺しては，この状況を修正しようとして，ただちに自己誘発性の嘔吐をするかもしれない。ほとんどの場合，本人が持つ関係性にも，これと似た様式が見られる。つまり，本来はとても依存的なのだが，同時に自らの依存感情に怯えているのかもしれないのである。患者は依存を弱さや無力さと同一視し，自給自足という感覚を心の中に生み出すことに，全力を尽くすかもしれない。こうして，他者からの援助も理解も，すべて拒絶されてしまうのである。ときには，とても依存的な関係を作れるかもしれないが，急にさっと身を引いてしまうだろう。他者と情緒的に接触してしまうと，自分が無力な赤ん坊になってしまうのではないかと怯えるのである。拒食症や過食症の人は，自分の抱える関係の問題にあえて気付かないままでいる可能性がある。その代わり，食べ物を使って関係の問題を実演する方法に注力しているのである。自分の身体や食事摂取に強迫的になることは，患者を悩ませる関係というものが薄まることを意味しているから，そうやって強迫的になればなるほど，自給自足という錯覚がさらに強化されるのは，言うまでもない。本章で取り上げたいのは，拒食症と過食症で見られる非常に特殊な対象関係の一側面と，患者が自らの内的世界を思い通りに操ろうとする際に必要とされる殺人空想である。拒食症と過食症はどちらも，自己に向けられた暴力的で，ときに殺人的でもある症状である。そして，対

象にも同じように強い殺意を向けているはずなのである。

拒食症と過食症：コントロールという問題

　拒食症患者は自分の身体を思い通りに操る^{コントロールする}訳注 [1] 必要があるのだと最初に強調したのは，ヒルデ・ブルッフ Hilde Bruch だった。ブルッフによると，拒食症患者は身体を思い通りに操れれば，人生を思い通りに操れないという事実を帳消しにできるはずだと感じている（Bruch, 1974）。しかし私は，拒食症患者が思い通りに操ろうとしているのは，自らの心だと考えている。患者は，ある考えや観念を虫唾が走るほど嫌悪するあまり，その考えと観念が絶対に存在しない「特別な」心の状態を構築しようと一心不乱なのである。その考えは，性的なもの^{セクシュアリティ}——性的な自己もそうだが，何よりも両親にまつわる性的なもの^{セクシュアリティ}——と結びついている。こうして，考えられない考えの中に，発達や変化，成長，創造性に関わる考えも含まれることになる。

　本章では次のことを論じる。体重や食事摂取量を思い通りに操ろうとどれだけ努力しようとも，拒食症患者が真に思い通りに操ろうと一心不乱になっているのは——しかも殺人的な方法によって——，内的状況，つまり，自分自身と家族に関する心の中の状況なのである。過食症も内的世界を思い通りに操る試みを表している。だから拒食症と関連性があるが，しかし私の見るところ，それとは違う試みだと思われる。

　本章では3人の女性患者の臨床素材を提示する。深刻な低体重の慢性過食症患者のＡ，慢性拒食症患者のＢ，遅発性の非定型拒食症患者のＣ，である。ＡとＣの治療は，精神分析であった。Ｂは，アセスメントの延長を経て，週1回の心理療法に入った。他の摂食障害の患者からの素材にも簡単に触れることで，根拠^{エヴィデンス}を追加したい。

　ここで，患者が自分の内的世界を思い通りに操れていると感じるために用いるさまざまな手段と，そういう行為を発生させている動機の候補とに，議論の焦点を絞ろう。私は次のことを主張している。すなわち，摂食障害は，躁的防衛——これによってエディプス状況という現実に結びついている抑うつ的な痛みを防衛している——を強化するために患者が用いている心的機制であるということができる，という主張である。本章の最後では，3人の患者の症状および空想を，精神病理の性質と重さの違いに関連付ける試みをする。

　神経性無食欲症に陥った患者に出会えば必ず，患者に何らかの破局が起きたことがわかる。どうしてなのかも，なぜなのかも，患者にはわからないまま，関係という考えも，さらに決定的なことに，発達の可能性も，霊魂の力を被って諦めてしまっ

たかのように見える。まるで，無意識のうちに何らかの決断が下されてしまったかのようだ。対象と関係を持っている，という感覚が，すべて失われているのである。患者は，私たちにほとんど話すことができない。話せたとしても，平板で表面的に見えることがある。

　この外見に対応している内的状況を描写するのは難しい。

　　　拒食症患者のCの分析である。Cは，「白い闇^{ホワイトアウト}」^{訳注［2］}について語ったものだ。白い闇^{ホワイトアウト}——それは，Cの心の中の光景である。心の中が，突然，猛吹雪に見舞われる。すると，何も識別できなくなる。と同時に，あらゆる生命が消滅してしまうのだった。Cは，この状況を愛していた。なぜなら，自分だけが，この状況を生き延びる術を知っている，と感じるからである。不器用な分析家は当然，クレバスに落ちてしまう。そしてCが白い砂漠の中に一人輝いている。患者はときおり夢見心地で私に言ったものである——分析家の最も素晴らしいところは，分析家が人間じゃないところだ。自分にとって神という概念が，そうであるように——と。現実の人間である分析家がいることには，まったく耐えられないと，Cは感じていたのだった。

　　　もう一人の拒食症患者は，こんな夢を見た。**恋人と性交している最中に，突然すべてが真っ白になる**。Cは，自分は白が好きで，夢の中でよく，すべてが白になる，と説明した。

　　　Cのアパートは，あらゆるところが白く塗られていたのだった。

　私の考えでは，「白い闇^{ホワイトアウト}」が表しているのは，対象がいない世界，言い換えれば，カップルがもはや存在していない心の状態である。この状態が白い，ということに，とても重大な意味がある。白いということが，拒食症患者にとっては，「純粋」で「きれい」で，だから良い，と感じられるのである。この状況を引き起こすのに用いられたのは，殺人的な破壊性である。しかし，殺人的な破壊性は，患者によって完全に否認される。

　私が説明しようと試みているのは拒食症患者のすべてを覆う感覚であり，この感覚を通して，拒食症患者は，創造的なカップルによって象徴される生命力を持つ自己部分を大量に殺害しているように思われる。患者の中にあって，成長し大人になるための援助を使用できる部分が，拒食症患者には利用できなくなってしまうのである。これこそが，分析を非常に困難にする。空想の中で患者は，自らが必要としているあらゆるものと，それを必要としていると経験できる自己部分とを，消滅させてしまった。つまり患者は，自らが必要としているものに応えてくれる授乳する

母親と，生命を自分に授けた創造的なカップルを，消滅させてしまったのである。これと引き換えに患者が打ち立てたのは，特徴のない対象との，目立たなくも，すべてを覆う一体感だ。これが，荒涼とした風景や白い部屋，そして人間でない分析家との一体感である。患者には，こうしたものの方が，患者が理解を必要としている事態に心を使って応えられるかもしれない母親や分析家よりも，はるかに優れていると感じられる。ここで患者がこしらえたのは，対象から分離されておらず，対象と一体化しているという感覚である。何より，対象を思い通りに操るという感覚である。人間の性質がまったく宿っていないのは，この感覚なのだと思われる。

　過食症の症状では通常，過食の後に嘔吐か，ときに下剤乱用が続く。過食症患者の説明によると，心の中で緊張が高まると，ある種の耐えがたい興奮状態に陥り，それは食べ吐きしないと和らげられない，という。そして，食べ吐きまでの全行程が終わると，この上ない満足と安堵が訪れて，ある種の至福の境地に至る，というのである。

　　　私の女性患者Ａは，20年来の過食症だった。分析を開始してから，10代以
　　来うまくできなくなっていた読書ができるようになった。しかし，Ａが唯一
　　興味を持てたのは，連続殺人についての本だけなのである。

　嘔吐という病的経験は，私の考えではＡに限らず他の過食症患者においても，内的対象の殺害を意味している。もっとも，拒食症患者の事例では内的対象は死んだままだと思われるのだが，過食症患者はそうではない。だから連続殺人が必要とされるのである。

　　　また別の女性患者の事例だが，この患者は嘔吐するたびにひどく罪悪感を感
　　じて，頭を悩ませていた。誰かを殺してしまったように感じるけれど，なぜそ
　　んなふうに感じるのか分からない，と言うのだった。

　理想としては過食症患者も，拒食症患者と同じように，内的対象を思い通りに操りたいのだろう。しかし過食症患者の対象は，拒食症患者の対象よりも回復力があるように見えるし，過食症患者は事あるごとに自分には対象が必要だと気付いている。実際，大量の飲み食いで実演されているように，過食症患者は自らが必要としているものを抑えきれないほど強く感じることが多いのである。しかし，そう感じるとすぐ，過食症患者は拒食症患者と同じように，生命を持つ依存的な自己と，自

らが依存できる対象とを憎むのだ。嘔吐は、対象を憎み拒絶していることを表しているが、この対象とは、ほんの数分前にあそこまで貪欲かつ残酷に自分が貪り食った対象なのである。

拒食症と同じく、過食症でも攻撃され殺されるのは、対象それ自体だけではない。相互に関係している対象——特に両親——が、攻撃され殺される。

> Aは分析を開始したとき、両親は一緒に暮らしていたが完全に別々の生活を送っていた、と主張した。Aによれば、両親の寝室は家の端と端に分かれていた。両親同士が何らかの関係を持っていたのかもしれないという考えをAはあまりに激しく憎悪するあまり、カップルが愛し合っているのを見ることに耐えられなかった。それで吐き気がするのだ、と。カップルが映るのが怖くてテレビを見ることができなかった。万が一、うっかりそれを見てしまってでもしたら、Aの嘔吐は止まらなくなってしまうのだろう。
>
> Aの人生は30代半ばで分析を開始するまでずっと、両親が愛し合っているという現実への絶え間ない抗議だった。両親は絶対にセックスをしていないと、Aは言い張った。母親が妊娠しAが生まれた、という事実でさえ、Aの主張を覆すことはできなかった。

私はここで、過食症は何度殺しても息を吹き返す内的対象、とりわけ両親カップルへの連続殺人を表していると提起している。こうした患者がしばしば自らを失敗した拒食症患者だと考えるのは、自分たちには、食べ物を我慢する際の拒食症患者の鉄の意思がない、と感じるからである。本人たちがどれだけ否認したがろうが、本当は過食症患者は対象への強い関心を持ち続けていると、私は考えている。別の言い方をするなら、どういうわけか過食症患者は、拒食症患者がやってのけているように見えるほどには、自らの愛と依存を効率良くは大量に殺せないのである。過食症患者では、「きれいな」白い闇ではなく、連続テロあるいは連続殺人がすぐに発生し、それは多くの場合、何年間も続く（Aの場合は、20年間続いた）。

回復の観点から見ると、拒食症患者の多くは過食症に進行し、対象への関心を再び燃え上がらせる——むしろ、それに抵抗できなくなる——。しかし、対象への関心は恐れられ、憎悪される。とはいっても、過食症とそれによって表されている心の状態は、生と死の衝突を伴いながらも、生に向かって動いているのである。過食症では、両親カップルは憎まれてはいても、少なくともそれが存在していることは認められている。

嘔吐が秘密にされることには、きわめて重大な意味があると思われる（Dana &

Lawrence, 1987)。拒食症は秘密にしておくことができない。その症状と効果が，あまりに目立ちすぎるからだ。しかしそれだけでなく，拒食症患者は無力な対象に自らの破壊性をなすすべもなくじっと見てもらいたいのだと思う。それと対照的に秘密の嘔吐では，その破壊性は隠され，否認されている。嘔吐を秘密にし続けさえすれば，患者は多くの場合，社会的な生活を送ることができる。拒食症では破壊性が表沙汰にされるが，過食症ではそれが封じ込められる。過食症では，生を憎み，接触すべてに対立する自己部分を嘔吐症状の中に封じ込めてしまうことで，あたかもそれ以外の自己部分が拒食症に比べたら元のまま残されているかのようにみえるのである。

転移と逆転移の中でのコントロール

　摂食障害の患者の呈する症状の種類と，その症状の背後にある病理には，患者によって違いがある。それにもかかわらず，分析家と分析状況を独特のやり方で思い通りに操る（コントロールする）という点で，摂食障害の患者は共通している。非常に分かりやすい話をすると，患者は身体の健康面でしょっちゅう危機を引き起こす。この結果，分析家は自分の仕事がちゃんとできなくなったり，医師に相談するといった分析外のやり方で介入せざるを得なくなる。場合によっては，患者の体重と身体の健康が安定していて，少なくとも何らかの作業同盟が成立しているように見えることもある。しかしそういう分析においてさえ，私はやはり，治療関係をある特定の見方で見るよう分析家に圧力をかけてくることが，摂食障害の患者の際立った特徴だと言って良いと考えている。分析家は通常，何の役にも立たない存在になるよう，圧力をかけられる。それは，患者による支配を拡大したり，分析家から生命と援助機能を奪うことによって，行われる。もちろん，どんな患者でも，分析家に転移対象になるよう圧力をかけてくる。しかし，こういう摂食障害の場合，私の考えでは，圧力は非常に巧妙かつ強力にかけられていることが多い。もう一つの特徴は，分析家がこの圧力に抵抗するのに不安を感じることと，患者が圧力を指摘されるとしばしば破局的な反応をすることである。

　引き続いて，Bという患者のアセスメントおよび治療開始に関する臨床素材を提示したい。30代の女性であるBは，10代前半から拒食症だった。

　　　Bは拒食症にもかかわらず，はるかに年上の男性と結婚し，子どもを一人ももうけた。アセスメントの前年に，「摂食制限型拒食症」[訳注3] の診断で入院していた。この時点で治療を求めた理由は，Bが言うには，摂食障害のためという

よりも，息子への強迫的な不安のためだった。Bは4回のアセスメント面接の後に，週1回の心理療法を開始した。

　アセスメントを支配したのは，自分がその過程を思い通りに操りたい，特に，カップルの相方だと感じたいという患者の欲求である。Bは最初から，どういうペアが誰と誰との間でできるのかが気がかりなようだった。アセスメントが病院施設で行われたことは，重大な意味を持った。なぜなら，この環境下だと患者は多くの場合，アセッサー（アセスメント担当者）がその施設の勤務医か，より正確に言えば紹介医とカップルになっていることを予期し期待するからである。初回アセスメントの2日前に患者は電話をしてきて，2歳の子どもを連れて行っても良いかと尋ねた。Bは，それに代わる段取りをするよう勧められ，言われた通りにしたのだが，30分遅れてきた。アセッサーである心理療法士は，一人でいる感覚を経験することになった。患者が一人で来るのか，子どもを連れて来るのかがアセッサーには分からず，セッションの前半の時間，患者とその子どもが何をしているのか，不審に思った。

　2回目のアセスメント面接では，患者はアセッサー（女性）とカップルになろうと懸命になった。Bは恋人みたいに，何かを話したそうにしていた。Bは，自分が同性愛者かもしれないと言って，夫との満たされない関係について長々と訴えた。夫とは子どもが生まれてからセックスレスだという。そして母親との仲はうまくいっていて，世話をしてあげていると熱っぽく語るのだ。父親について尋ねられると，大人になるまで父はほとんどいなかった，と答えた。

　アセスメントで明らかになったのは，患者の夫は結婚以来ひどい肥満になってしまい，Bにとって夫はインポテンツでひどく不快に——Bに言わせれば，父親みたいに——感じられていて，Bは母親や姉妹と，夫と別れるべきかをしょっちゅう話し合っている，ということだった。この状況が何年も続いていたのである。

　第3回目のアセスメント面接では，特にアセスメントが終了すること，そして別の治療者との治療の開始を待たされることに絡めて，Bの締め出される恐怖が取り上げられた。患者は，一人置き去りにされたと感じて自分はいつも悩んでいるのだと認めることができた。Bには，夫が息子と遊んでいるのを見ることが耐えられなかったのである。それまでは母親との親密で協力的な関係を説明していたBが，いまや母親が自分よりも弟の方を愛しているといつも感じていた，と打ち明けるようになった。

　アセスメント最終回，患者は2歳の息子と一緒にやって来た。母子のカップルから締め出されるとは，どういうことなのか，アセッサーに向けて実演した

のである。それによって患者であるＢは，アセスメントの終わりに治療者と分離しなくてはいけないことを感じなくても済んだのだった。

　心理療法を開始して数週間も経たないうちに，患者は心地良い決まり事に落ち着いた。つまり，治療者（男性）に，夫がいかに望み薄かを，語るのである。そして，これに対して何をしたら良いかをＢに教えない治療者がいかに望み薄かを，治療者を見逃してあげるみたいに語るのである。治療者は，まるで愛のない結婚から逃れられないように感じる，と報告していた。

　Ｂは，母親を独り占めしたい愛着を決して諦められなかった。乳房を吸う赤ん坊から，家族の一員に変わることが，耐えられなかった。家族の中には二人の親がいて，それぞれが我が子と関係を持ち，親同士も関係を持っている。Ｂの精神生活は，こうした変化がもたらすだろう嫉妬と羨望の痛みに対する防衛を中心に組織化されていたのである。心の中でＢは，母親とは真に有力なカップルになっているのだという錯覚を何とか維持し，父親を望ましくない侵入者とみなしていた。これは私の見解では，拒食症になる患者に非常に典型的なものだ。

　この患者は少しは自分をカップルの相方として経験できた。しかしそれをはるかに圧倒していたのは，自分と両親，そして自分と夫というカップルへの激しい憎悪だった。母と子，特に母と娘は，Ｂの心の中で重要な二者関係であるように思われた。夫に対する敵意は，夫に太りやすい料理を作って食べさせてばかりいることで，露骨に示されていた。転移の中でＢは，治療者を思い通りに操ろうとしたが，それは自分の内的世界は結局自らの思い通りになることを保証するためだったのである。

　Ｂは，変化し成長するためではなく，自らの内的世界への支配<ruby>支配<rt>コントロール</rt></ruby>を回復するために心理療法を求めてくる多くの拒食症患者の典型である。この患者は，自らの内的世界のあり方を変えたいからではなく，子どもの誕生で新しい何かが起こり始めたから，助けを求めたのだ。Ｂは今までにない不安に直面していたが，この不安には，内的対象を思い通りに操るためにＢが普段用いている躁的防衛は役に立たなかったのである。そこには今まで経験したことのない痛みがあったのだ。例えば，夫が子どもと楽しく過ごしているのに，自分はその関係に入っていないことを知るという痛みである。興味深いのは，Ｂが助けを求めたのが，息子が２歳のときだった，という事実である。子どもが赤ん坊の間，特に授乳期では，Ｂの万能感を支える目的で，そして母親と赤ん坊で有力なカップルになっているという錯覚を強化する目的で，Ｂは子どもを使用することができた。しかし，赤ん坊が父親に興味を示し始

めたとき，これは B を震え上がらせる試練になったに違いない。子どもの中に抑うつポジションへの動きが生じたことで，母親の中にも何らかの抑うつ的な懸念が生じたんじゃないのか，と思う者もいるかもしれない。

アセスメント中に，こうした不安を B がいかに防衛していたかが観察できた。摂食障害の悪化により入院を余儀なくされたことは，自らの内的世界への支配（コントロール）を維持しようと B が無意識的に強く決意していたことを物語っている。B は，医学上の忠告にもかかわらず，夫に太りやすい料理を容赦なく作り続けた。この事実は，厄介なことに，B の病気の根底に殺人的な要素があることを示唆しているのだと思われる。この問題は転移にすぐ出現するものだが，これを本当に扱おうとするなら週1回の治療では不十分だろう。

B のような患者は，生涯続くこともあるほど長期にわたる，しかし無益な治療を，治療者と交渉して何とか実現させようとするものである。このようにして，内的世界を思い通りに操る感覚を維持できるようにする目的で，「治療」を用いるのである。治療者や設定を思い通りに操ることが，自らの内的世界を思い通りに操る感覚の重要な要素になるからだ。

非分析的な設定は，多くの場合，こうした患者に「支持（サポート）」を意識的に提供する。そこで提供される長期で無期限の治療の取り決めが，B のような患者の巨大で無意識的な依存欲求を満たすのにいくらか役立つこともある。その一方で，こうした治療の設定では，患者は自らのそうした欲求を否認し続けることもできるのである。

次は，精神分析の患者の事例である。患者が内的両親を思い通りに操ろうとしている事態が分析状況の中ではっきり示されている。この患者の治療については，内的対象と分析家を思い通りに操る（コントロールする）ということの性質を知ってもらうために，これまでの事例より詳しく説明しよう。

C という女性は，30 代後半で分析を受けにきた。精神医学的診断は非定型神経性無食欲症だった。母子家庭で育ったが，母親は恐らく，完全な精神疾患だった。父親については，日本軍の捕虜になったこと以外，ほとんど C は知らなかったし，会ったこともなかった。C が絶え間なく奮闘していたのは，内的両親を互いに引き離しておこうとする一方で，空想の中では自分が父親と母親の双方とただならぬ関係を持ち続けることだった。C は，拒食症を通じて，つまり禁欲や獄中食を通じて，父親と関係を持っていた。そうしたあり方は，捕虜の父親が耐え忍んだに違いないと C が考えていることに本人が同一化しながら，自分の身体を限界まで痛めつける方法だったのである。一方母親は，狂っていて危険だと C に感じられていた。母親に関わろうとするなら，宥（なだ）め，

譲歩し，母親は娘にとって重要だと感じさせてあげるしか，方法がなかった。患者は，母親を上手に扱えていると考えていた。母親に悟られずに，母親の気の済むようにさせてあげられたのだ。Cの常套手段は，自己卑下だった。母親には見下せる人が必要だと，Cは感じていたのだった。

　Cの分析は本気で治療を試みている様相を呈していた。患者は熟考し，知的だった。過去の体験から，苦痛に満ちた忘れがたい記憶を夢と一緒にたくさん持ち込んだので，それは私たちには，一緒に取り組めるものだと思われた。しかし私は次第に，それとは違うものに気付き始めた。それは，患者のセッションへの来訪の仕方に垣間見られるように思われた。その際，Cはドアをノックするのだが，ノックは1回だけだった。しかも，非常に小さな音でノックするので，私は，咳をしたり本を落としたりしたら，Cの来訪に気付けなくなるのではないかと，いつも恐れていたのだった。私は，玄関の入口に接した面接室で必ずCを待たなくてはいけなかった。違う部屋にいたら，間違いなくCのノックを聞き逃していただろう。一旦面接室に入ると，Cは私が椅子に腰掛けるまで，気をつけ，のような姿勢で立ったままだった。ようやくコートを脱ぐと，それをカウチの下の隙間に押し込むようにして，音を立てないよう慎重に横たわるのである。

　私はこれらすべてが，自分に少々奇妙な影響を与えていることに気づき始めた。私は，自らが望む中立的で感受性のある心の持ち主ではなくて，むしろ温厚な校長先生になっていて，そんな私のところに，不安気な小さな女の子が礼儀正しく会いに来ていると感じるようになっていたのだ。さらに，このような取り決めを私が望んでいる，という暗黙の前提が二人の間に存在しているかのように感じられた。こうして私にわかったのは，Cは要求がましくなく従順に見えて，実際には私の振る舞いだけでなく，私の心の状態まで執拗に思い通り操り続けているということだった。そのうちのいくつかを私がコメントし始めると——その際，私はきわめて慎重かつ優しい感じでコメントしていたと思う——，患者は衝撃を受け，恐怖に陥った。どうしたらCはこんな振る舞いをするほど愚かになれたのだろう？　私にここまで反感を抱かせるようなやり方をするとは。Cは，私たちの関係には何かがある，と思われることだけは嫌だったのである。いまやCは罪人だった——へまをやらかしたからだ。そんなことをしてしまわないように，あんなに必死だったのに。このときの患者が実際相当に狂っていたことは，数日間はCの心がまったく私の手の届かないところに行ってしまったことからも窺えた。しかし，Cは，私が狂っていると思っていた。面接室に入るときは厳密に正しい作法を取るように私がCに要求し

ているという話になっていたからである。

　私がこの臨床素材で示そうとしたのは，患者が私との関係について特定の見方を維持するために実行する，しつこく巧妙な手口である。実際，私は，その見方を支持し承認するように追い詰められている。Cが敬意を装うのは，私がCに敬意を要求している話になるからだ。私は優越感を感じさせられるが，実際はもちろん，患者が無言で優越感に浸っている。Cがいつも母親を扱っていたときと同じだ。おそらく最も重要な点は，この布置（コンステレーション）にCと私が囚われている限り，真の分析作業は不可能だということである。たとえ分析に真剣に取り組んでいるように見えても，これだと本当の意味で考えを交換したり，物事を一緒に理解しようと誠実に試みることができないからだ。

　上述した出来事の直後に，患者は次の夢を報告した。

　Cは母親に服を着せて，母親に出掛ける準備をさせていた。そこに患者の兄のBが現れて，母親に自由に出掛けさせた。患者は兄を怒鳴りつけた。「お母さんが考えるように，考えなきゃいけないでしょ！」

　Cは，それが私に言いたいことだと思う，と言った。母親は狂っているし，自分の分析家だって狂っているかもしれないのだから，と。それが夢である必要はなかったのに，とCは言うのだった。ひょっとして現実かもしれないのだから，と。Cはいつも，母親がどう考えるのかを，考えなくてはいけなかった。それこそがCが母親に何かをさせることができる方法だったのである。それは他の誰もできないことで，皆が称賛してくれた。

　Cは夢の中の兄について連想した。母親に対してCとは違う種類の心配をしていて，母親のことを思い通りに操りたいだけではないと思われる人物について，連想したのである。私は，次のように解釈した——Cの中には私が狂っているとは考えていない自分がいる。そういうCは，何事も常に思い通りに操ろうとするのではなく，自分を助けてもらうために，私と分析を使いたいと思っている——と。しかし，そうではないCは怯えていて，今までと違う関係を私と作ろうと試みている自分を，怒鳴りつけ，黙らせたくなっている。私の思考を自由に出掛けさせてあげたら，一体どんな破局が起こるのだろう？

　この解釈によって，これまでよりもよく考えられた反応が生まれると同時に，セッションにはむしろ現実感がもたらされ，思考のための空間がこれまでよりも少し拡がった。患者は兄について考えることができた。兄はどうしたら母親に対して自分とここまで違う見方ができるのか，とCは不思議がることがで

きたのである。Cは，私がおそらく狂ってはいないのだろうと，渋々だが，認めた。私が狂っていたなら，とっくにその正体が「ばれていた」だろう，と。私の考えでは，これはCが外的現実をこれまでより少しは信用できるようになったことを示していた。

最後に，その後のCの分析からの臨床素材を提示したい。この段階では，分析がある程度進展していた。それに続いて，分析の休暇が患者にとって心配と苦難を生み出す大元になった。前回のセッションで私は，クリスマス休暇の日程をCに伝えていた。このとき，Cはカウチの上で体を起こし，ショックを受けていた。

　　セッションが始まると，Cは，分析の休みの日程が，自分が通っていた学校の学期の日程と同じだ，と言った。前回のセッションは，両親が結婚した日だった――いや，その前後だったか，とCは言って，沈黙した。日付をいじり回しているだけだ，と言う。足したり，引いたり……数字……日付……どれもちぐはぐな連想だった。ぱっぱと考えると何だか笑える，とCは言った。私は，それは本当はどんな考えなのだろう，と思った。私がそう言うと，Cは，「思考じゃないとでも？　じゃあ何なんですか？　私はいつだって考えてます。フロイトを読んでるんです。植物学の論文 訳注 [4] を。フロイトは，そうしてます。それのどこがいけないんですか？　フロイトは考えてなかったんですか？」と言った。

　　私は言った。夢を見ることと現実とを心の中でごちゃ混ぜにして，今度のクリスマス休暇が夢だとわかることを望んでいるんだと思う，と。Cは言った。昨晩夢を見たけれど，半分夢を見ながら，半分目覚めていた，と。同じことが今，起きていた。Cは，それをやめることができなかったのだ。昨晩，それは何だか夢のようで，**母親が働いている病院の中。左右対称になっている。内科と外科。別々の病棟と会話。どれもが左右対称だった――**。

　　それからCは，小型トラックの夢を見たのだ，と言った。小型トラックの夢をよく見るという――死の護送車が，ユダヤ人をガス室に送る。そして，吐くためのバケツを後部に積んだ小型ワゴンで，Cは学校に戻る――。それはどこにもたどり着かない，とCは言った。これは思考じゃないけど，フロイトは自分の夢について考えている。どうして夢だとうまいこと考えが進むんですか？

このセッションで私がすぐ関心を持ったのは，近づいているクリスマス休暇に対して患者が迫害不安を感じていたことと，心配になるほど素材が躁的だったことで

ある。Cはしばしば，分析の休暇を，寄宿学校でもらえていた休日の終わりになぞらえた。休み前の最後のセッションから追い払われることを，寄宿学校に送り返された体験になぞらえていたのである。この状況で登場した死の護送車を，私は，休暇を取る分析家だと理解していた。つまり，惨めで病気の幼い女の子に対する有毒な容器[コンテイナー]である。しかし，今にして思えば，この素材は全体状況の点からも興味深いものだ。

　最初は，近づいている休暇に関して，どんな苦難も否認されている（あくまでそれは，Cの学校の学期の日程なのであって，私から押し付けられたものは一切ない）。しかしすぐにカップルとしての両親という思考に接触することになる。おそらく，私が休暇を取ってCから遠ざかる意思があることを明言した結果である。Cは想起せざるを得なかっただろう。私が結婚していて，クリスマスを家族と過ごすという事実を。この時点でCは心の中の私を，つまり内的両親を，思い通りに操れないと感じていると思う。私と両親にCの支配[コントロール]が及ばないという現実に，Cは，観念奔逸[訳注 [5]]とでもいうものでもって何とか対処しようとする。日付から意味を取り除き，夢を見ることと現実とを混同し，何らかの対称性，同等性を主張しようとしている。そうすることで，Cは，自分と両親との間で，そして自分と私との間で，何かを解決できるかもしれないからである。しかし結局は，死の護送車のイメージの登場から逃れられない。私の考えでは，それが象徴しているのは，患者にとっての母親が内側に父親のペニスを含み持っている，ということである。それは，創造と生ではなく，殺人と破壊のイメージである。

　前に提示した臨床素材で，私はCにこう指摘していた。Cがいかに転移の中で私を思い通りに操って，Cを助けようとする私の役割を妨げていたか，と。この時，Cは，自らの破壊性に本当に衝撃を受けたのだと思う。転移の中でCが私を思い通りに操るとき，それは，どちらの側にも悪い感情が一切生じないようにすることで，私たちの関係を守ろうとするものだった。それと似ているが，Cが人間性のない分析家にしがみついていたのも，分析家の人間的特徴を壊滅してやろうというよりも——それも確かにCのなしたことではあったが——，両価的な想いを持たずに愛せる分析家を創造する試みだったのである。だからと言って，分析家を思い通りに操ろうとするCの試みに，敵意や攻撃の要素がなかったというわけではない。しかし，その側面だけを強調してしまうと，もっと多彩で複雑な動機を単純にしすぎてしまうだろう。

　Cには，母親が非常に不幸な境遇の中で自分を妊娠出生したということをめぐり，ひとから聞かされていた話があった。それはCの心の中に破局的な性交を作り出すのに都合の良いものだった。と同時に，それはCの心によって大々的に手を入

れられ練り上げられたものでもあったのである。患者の意識的，無意識的な空想の中では，両親の関係は，恐怖と狂気，そして傷付きの要素が渾然一体となったものの象徴だった。私は，Ｃはこうした状況を創作することで，実際のエディプス状況の痛みを何はともあれ防衛していたのだ，というふうには考えていない。しかしこうした状況を創作することは，患者が両親に嫉妬と羨望を感じなくても済む役割を果たしてくれてはいた。このことには，分析を通して向き合い，取り組み続ける<ruby>必<rt>ワークスルーする</rt></ruby>要があった。

考察

　私が提起したのは，拒食症でも過食症でも，その第一の目的は内的両親を，特に両親同士の関係を，思い通りに操ることだ，という考えである。こうした患者は，取り入れたものを厳密に思い通りに操ることによって，ある空想を支えている。それは，対象の内的布置および対象の相互関係を，自分が心の中で思い通りに作り出し持続させられる，という空想である。

　内的対象である母親と父親はどちらも患者に屈服するまで――典型的には両親が相互関係を断つまで――，延々と暴行を受け，飢えさせられ，苦しめられる。そうでなければ，忌まわしいほどに巨体で体も動かせなくなるまで，腹いっぱいに食べさせられることになる。

　私の考えでは，摂食障害は，内的世界を思い通りに操れるという空想を強固にするために，非常に具象的な方法で機能している。内的世界――心の中に存在している内面化された両親――は，外的世界から取り入れられたものにより構築されている。そしてそれは，外的世界に対する本人の態度および感情によって，色付けされてもいる。摂食障害の患者は，取り入れるものを完全に思い通りに操ることで――過食症の場合は，取り入れた後に，取り入れたものに起きることを完全に思い通りに操ることで――，内的世界が厳密に自らの<ruby>支配<rt>コントロール</rt></ruby>下にあるように感じるのである。

　この考え方は，メラニー・クライン（Klein, 1935）の研究に直接由来するものだ。クラインは幼い子どもの授乳困難を，危険な内的対象への恐怖に結び付けている。内的対象を――多くの場合，殺人的に――思い通りに操る，というクラインの考え方は，躁的防衛に関する研究の中で生まれている。クラインは，内在化された両親を思い通りに操ることが躁的防衛にとって不可欠な要素だと考えたのである。拒食症と過食症は，身体に注力することで悪化する症候群であるけれど，間違いなく，どちらも躁的防衛を強固にする役割を果たしていると思う。この躁的防衛はとりわけ，抑うつ感情と抑うつ不安――特にエディプス状況のワークスルーに関わる抑う

つ感情と抑うつ不安——の拒絶を中核に組織化された防衛である。

　興味深いのは，クラインが拒食症で明確に見られる特徴的な躁状態を指摘していることだ。それは多動性である。クラインは，躁病に関連した多動性は，自我があらゆる対象を支配し思い通りに操るために絶え間なく活動していることの証拠だと理解しているのである。拒食症の患者の生活は，外側の観察者からは無駄に見える活動を中心に回っているように見えることが多い。この中には多くの場合，激しい運動量が含まれる。しかしそれだけでなく，若年層の拒食症患者の多くには，飛躍的で必要以上の学業成績の獲得が見られることもある。

　過食症では，多動性が直接，食べ物の摂取と排出，つまり過食嘔吐に結びついている。非常に直接的かつ具象的な方法ではあるが，過食症患者が過食嘔吐をことさら全力でしているような気がしているのは，自分の内側で起きていると感じるものを思い通りに操るためなのだと思う。拒食症と過食症で，手に入れたい内的状況は似ていると思われる。

　典型的には，患者は自分の心から，カップル，特に性的カップルの存在可能性を取り除こうと努める。特徴的なのは，根絶されるのが，両親とその関係が持つ性的側面だということである。それと同時に，患者は母親対象との融合，あるいは一体化を感じているが，しかしこの母親からは，その性質も個性もすべて剥ぎ取られてしまっている。

　多くの臨床家は，患者の欲しているこうした内的状況が外界の母親および家族に投影されることを，よく知っている。拒食症患者はしょっちゅう，母親との関係を理想化して語るものである。自分のことを理解してくれるのは母親だけだとか，母親とは仲が良く，衝突なんてない，と言わんばかりに。しかし母親に会ってみると，大抵の場合，母親は娘の絶え間ない要求と脅しによって奴隷にされていると恐怖を感じている。母親は，拒食症の娘によって，他の子どもや夫との関係を蔑ろにしていると自覚していることが多い。しかし，拒食症の娘以外のことをするだけの力が残っていないと感じているのである。

　見方によっては，このような患者が経験している困難は，珍しいものではない。現代の精神分析において多くの論者——特に，ブリトン（Britton, 1998）——が指摘しているように，両親を性的カップルとして受け入れることは，エディプス・コンプレックスにおいて乗り越えるのが最も難しい側面の一つであり，その失敗はさまざまな精神病理の温床になる。

　摂食障害が，性的カップルとしての両親という現実に対する抵抗のあり方の一部と化した患者には，とても異常なところがある。それは，自らの錯覚を押し付けようとするときの執拗さと暴力性である。

最近の論文で，ブリトン（Britton, 1998）は，ある一群の患者に言及している。この患者たちは人生をかけてエディプス錯覚を守り抜こうとしており，抑うつポジションの痛みに直面しなくても済むことを人生の目的にしているという。本章で描写した患者は，三人とも，この一群に属すると言えるだろう。その上，三人とも，内的世界と外的世界とを連結できると本人たちに感じられる心的機制を発見していた。つまり，食べ物の摂取，あるいは摂取の過程を，徹底的に思い通りに操るという心的機制である。この心的機制によって，患者たちは，内的世界は現実を回避できると信じることができたのである。

まだ議論していないのは，こういう患者がどういう動機を持っているのか，そして，なぜ自らの命を危険に晒すところまで対象を思い通りに操る必要があるのか，という問題である。摂食障害を，ここまで治療するのが複雑な病気にしている理由の一つは，症状の背後にある動機がいつも同じとは限らないということにある。私が取り上げた三人の患者は，各自が解決しようとしている困難が，関連はしていても，それぞれ違っているように思われる。

暫定的なものにならざるを得ないが，三人の患者を比較してみよう。ＡとＣはどちらも長期の分析による治療だったが，Ｂの臨床素材は４回のアセスメントと週１回の治療初期から取られている。しかし患者間には重要な違いがある。この違いを通じて，どの患者が最も治療への適用があるかを考察できるかもしれない。私がこれから明らかにしていこうとするのは，こうした違いである。

Ａは，自分抜きで両親が一緒にいるのを許すくらいなら，両親を殺してしまう方がましだと感じることがよくあった。しかし，興味深いことに，そのような心の状態は長続きしなかった。Ａは内的世界という存在を受け入れることができた。だからそれを修復することができたのである。このことは，拒食症ではなく，過食症という症状が選択されたことにも反映されていると思う。Ａは，残忍にも自分の対象と分析家を殺したいほど憎むことがあったが，しかしそこには他の二人の患者に関して述べた「白い闇」の性質はなかった。Ａの雰囲気と私への接し方はセッションごとに揺れ動いたが，心の作業と解釈を助けにして，Ａの怒りが緩和され，もっと思慮深い心の状態がもたらされることもしばしば生じるようになったのである。

Ａは長年摂食障害を患ってきたことで，肉体的にも大きな損傷を被ってきた。重症の骨粗鬆症を患い，30代半ばにして，80歳の骨密度だと宣告された。驚くべきことに，Ａは回復し始めた。体重は13歳を最後に途絶えていた標準範囲にまで戻り，骨密度は改善した。おそらく，Ａが被った損傷のなかには，少なくとも修復可能なものがあったようだ。ここにはＡの心の状態が反映していると思われる。つまり，たとえ殺意があろうとも，Ａの心の状態は愛と償いの能力を失っていないのである。

ある意味，Ａは，両親が性的関係を持っていて，そこから自分が排除されていることを，非常によく知っていたとも言えるのである。だからこそ，あんなに強迫的に食べ吐きをして，両親を自分の心の中で引き離しておかなくてはならなかったのである。

　ＢとＡとの間には，重要な違いがあった。それは，Ａが父親に大いに関心を持っていた，ということである。Ｂは，父はそもそもいなかった，と強調した。誰も父には関心がなかった，と。一方Ａは，母と父の双方を独り占めする関係を求めていた。Ａは母親を手離すつもりがないばかりでなく，母親の持っているものをも欲したのである。転移の中でＡは分析家に対して極度に競争的で，分析家を何の脅威も感じない年老いた女性だと見なしたがった。もはや自分自身の性生活に何の関心もないけれど，患者の分析には夢中になるよう簡単に罠にかけることのできるおばあちゃん！

　この意味では，Ａは発達の点でＢよりも少し進んでいたと言える。Ａは自分の心の状況という現実を憎んでいたが，Ｂと違って，その現実が存在することは知っていたのだから。

　Ｃという患者の治療について私は詳しく述べた。Ｃは精神医学的には非定型だと説明されていたが，私は，その根底にある精神病理の点でもＣは典型とは異なると考えている。Ｃには無意識的な信念があった。両親が心の中で結ばれたら，自分だけでなく両親にも破局がもたらされる，という信念だ。Ｃには，両親は傷を負って，混乱し，発狂寸前だと感じられていた。両親を引き離しておかないと，両親を生かすことができなくなる。たとえ引き離しておけたとしても，両親はＣが常に注意を向けておかなくてはならない状況下に置かれていた。そしてＣに意識できていた信念は，両親が結ばれて自分が生まれた事実は，どちらの親にとっても希望を打ち砕く悲惨な災厄だった，というものである。Ｃは実際には，心の中でも現実においても両親を大いに愛し，思い遣ることができた。両親を引き離しておこうとするＣの動機は，全部が全部，母と父を自分だけのものにするためばかりではなかったのである——もちろん，そういう動機もあるにはあっただろうが——。この意味では，Ｃの病気は，Ａの病気ともＢの病気とも，違っている。

　私が説明した患者たちは，内的対象を思い通りに操ろうとするとき，殺人的な暴力を大いに行使していた。拒食症および過食症の患者が自らの身体に向ける暴力はよく知られているし，それは一目瞭然だ。私の考えでは，患者が自分の身体に暴力を加えている状態は，内的両親とその関係に暴力を加えているという感覚が患者にあることを反映している。拒食症患者の中には，人一倍，死の間際まで絶食する覚悟のある者がいる。私は，自己および身体に殺人的なものをどの程度向けるかは，

内的両親とその関係に殺意をどの程度向けているかを反映している可能性が高いと考えている。

ここで取り上げた患者は三人ともが，精神医学的介入が求められるほど重い身体的，心理的症状を呈していた。A（20年来の過食症患者）とB（夫がいる典型的な拒食症患者）はどちらも精神科の専門病棟に長期入院した経験があった。Aについて言えば，分析を開始する直前の１年間，ずっと入院していた^{訳注 [6]}。一方，C（非定型の拒食症患者）は，確かに身体面での健康は病気の進行中にひどく損なわれたが，私も精神科医も，Cが死の危険を冒すようには決して思われなかった。Cは内的世界の戦いを動機付けられてはいたが，それは両親を傷つけるためというよりも，両親を引き離しておくためであり，これがCには絶対必要だと信じられていたのである。このように，いくつかの点でCは他の二人の患者にある残酷さを欠いていた。

三人の患者はいずれも対象を思い通りに操る必要があったことを実演しているが，そこには各事例とも，死をもたらす側面がある。このことで三者とも治療に問題が生じていたが，結論としては，Bが治療するのが最も難しいと言えるだろう──神経性無食欲症の患者たちとの私の治療経験から言うと，いくつかの点において，Bが典型的な拒食症患者である──。

AとCの両者には，困難をいくらかでも改善していく特徴がある。Cは，動機の主軸が羨望によるものではなかったので，分析を価値あるものにできたし，Cなりに分析を守るために苦闘することができた。Aは，憎悪という破壊的な力を分析に向け丸ごと解き放つこともあったけれども，償うことや許すことができたから，分析を続けられた。本書を執筆している時点では，Bは，そうしたことができない。これがおそらく，Bが集中的でない治療を選択した理由だろう。

第5章

女子における性の発達と心の発達

　ほぼ間違いないと思われるのは,思春期青年期の女子が摂食障害を発症するのは,とりわけこうした女子たちが性的発達で深刻な問題を抱えている合図だということである。本章では,女子に特有だと思われる性および心の発達の側面の探求を始める。乳幼児期に発達がうまくいかないことで,パーソナリティ全体にまで影響が及ぶことを提起し,これを,よく知られている象徴思考の障害に関連付ける。このテーマは引き続き第6章でも説明する。

　拒食症では一般に,性にまつわるあらゆることが際立って嫌悪される。このことは,第4章で説明した通りである。ここには,性にまつわる不安が表現されていると同時に,両親に性的なもの(セクシュアリティ)が存在する事実に拒食症者が耐えられないことが関連していた。過食症では,摂食に関する症状に連動して,性的なもの(セクシュアリティ)は拒食症より多様であり,性的行動化の期間には,妊娠の危険性が起きることが多い。こうした出来事の後に若い女性は決まって罪悪感と羞恥心を経験する。たとえ性行為をしても,それが情緒的および社会的生活の中に統合されるとは,こうした女性にはまったく感じられない。実際,過食症患者にとって性的なもの(セクシュアリティ)は食べ物同様,いつだって相当に苦痛なものだと思われる。

　何を「正常な」性的発達だと考えるのか,という点で,私たちには錯綜した期待があるように思われる。両親,そして社会は一般に,少女の「純潔」と処女性を守ろうとする。しかし,ある時点で,そういう態度を一変させなければならないことが認められている。伝統的な社会では,女子は結婚するまでは処女でいることが期待されていた。これは今日でもそうである。現代社会において,結婚がもはや処女喪失のための規範的な通過儀礼ではないとき,一体誰が,どんな手段で,女子がいつセックスすべきかを決めるというのか? このような状況はどうしたって不安でいっぱいに違いないのである。これが引き金となって,性的抑制はもちろん,幼いうちの性的乱脈も起きている場合があるように思う。すぐにセックスしてしまう12歳や10代の母親,そして摂食障害の女子は,性生活にいつ,どのようにして踏み出すべきなのかという問いに関する猛烈な不安と自信のなさに反応しているのか

もしれない。

　私は次のことを提起する——女子の大切な内的空間は尊重され守られなくてはならない。それなのに，ある時点で，そうした保護[1]を放棄しなくてはならないというのなら，女性の発達には紛れもなく，ある矛盾が生じる——。女子は挿入されざるを得ない。そして結局は，内的空間を容器として使用せざるを得ない。そのような発達を支える心理過程は複雑であるに違いないのである。性生活に向かうには，女子は男子よりもはるかに複雑な動機が必要とされるのだ。女性性の本質的機能の一つは，挿入を受け入れ，それに開かれているという挿入可能性である。しかしそれだけではない。待つ能力も本来は備わっているのである（例えば，妊娠のための必要条件について考えてみたら，この能力がどれほど不可欠かはっきりする）。10代の母親は，おそらく，この待つ能力が欠けているように思われる。しかし，あまりに待ち過ぎないことも，もちろん重要である。

　　ここに示すのは，大学に通う若い女性の夢である。これが拒食症の最初のエピソードのようだった。この女性は，今まで一度も男性と付き合ったことがなかった。夢の中で，患者は学校の女の子たちと一緒にいた。女の子たちは芝居の下稽古をしているが，全員が少し飽きてきて，お喋りとおふざけをし始める。患者は本当のところ，いくつかの寸劇の下稽古をしたかったのだが，どうしても自分の台詞を思い出すことができなかった。でも誰一人，患者と一緒に下稽古しようとしなかった。患者は激怒し，全員に，うせろと怒鳴って，部屋を飛び出した。

　　この女子たちは，三つどもえで嫉妬し合ったことのある人たちだった。しかし患者にとって驚きだったのは，この女子たち全員に第6学年[2]で彼氏がいたことだった。実際，この女子たちは十分に下稽古を行っていたのに対して，患者はそれが自分には足りていないと感じていた。この患者は，いつもは決して悪態をつかない若い女性である。そいういう患者が夢で性行為に触れていることが重要なのだと私には思われる。

　本章で後ほど，女性の発達における「下稽古」の性質について見てみたいと思う。ミーラ・リカーマン Meira Likierman（1997）は，拒食症になる女子について論じるなかで，女子は思春期青年期の発達のある時点で，自分自身を潜在的な容器として経験し始める，という仮説を立てている。女子の身体は，女子に，母親の役割に備えて心の準備をさせるのである。しかしリカーマンによると，それに並行して心の過程が生じている。この過程によって，思春期青年期の女子の心の器は大きく

なり，他者の投影を受け取る能力を備えていくという。これをリカーマンはビオンの夢想の概念と結び付けている。これによって，女子は共感能力を高めていく。拒食症になる女子の事例でリカーマンが観察したのは，女子が，こうした発達の側面に対して「反乱を起こしている」ことである。これは，拒食症になる女子が，母親によって十分に包容された経験を持てず，むしろ母親による投影の容器としての役割を担わざるを得なかったことによるのかもしれないと，リカーマンは推測している。

　思春期青年期に一体何がそんなにもうまくいかないのかを，私はもっと詳しく理解してみたいと思う。そのためには，さらに早期の段階における発達過程について，もっとよく知ろうとする態度が求められる。

　私はメラニー・クラインの研究を参照したい。クラインは，どの分析家よりも，分析経験に裏打ちされた確信をもって，幼い女子の発達について論じているからである。

　ここで私は，1932年のクラインの論文，「女の子の性的発達に対する早期の不安状況の影響」を参考にしている。これは非常にまとまりに欠けた論文で，後のクラインの著作が持つ構成には欠けているけれども，着想に溢れている。アリックス・ストレイチー Alix Strachey の翻訳も，美しい。この論文は，クラインが分析で幼い子どもを観察した経験に直接基づいている。クラインは，乳児的空想が持つかなり原始的な言語を使用しているから，それは今日では奇異に聞こえるかもしれない。しかし，読者には，以下の原文の引用に辛抱して付き合ってもらいたい。原文を言い換えたり現代風にするよりも，そのまま引用した方が，クラインの考えたことが力強く生き生きと伝わると私は信じている。

　フロイトとは違いクラインは，女子の発達は，男性モデルとペニス願望に基づくのではなく，女性にしかない発達経路を辿ると考えている。クラインはこう書いている。

　　私の仮説によれば，女子が欲しているのは，男性性の特質として自らがペニスを所有することではなく，口唇的満足の対象として父親のペニスを体内化することなのである。さらに私は以下のように考えている。この欲望は女子の去勢コンプレックスの結果ではない。そうではなく，女子がエディプスコンプレックスを経験しているという事実の最も基本的な表現なのである。それゆえに女子は，自らが持つ男性性とペニス羨望を通じて，すなわち間接的に，エディプス衝動の支配下に置かれるのではない。そうではなく，自らが持つ圧倒的な女性の本能的要素の結果として，すなわち直接的に，エディプス衝動の支配下に置かれるのである。[p. 196]

クラインの考えでは，摂取の欲動は，女子の方が男子よりもずっと強い。摂取の欲動は，女子の内的空間が持つ受容的性質——これは乳児の女子が生得的に知っているものである——によって，増強される。クラインは，父親が持つ役割と，幼い女子が心の中に良いペニスを打ち立てることの必要性とを，何度も繰り返し強調している。この良いペニスは，力強く守ってくれる父親の側面であり，これによって女子は多産で創造性に富んだ存在になるというのである。私は先に，女性の発達過程では，ある矛盾が生じざるをえないように思える，と指摘していた。具体的に言えば，その矛盾とは，攻撃され暴力に晒されるかもしれない事態から大切な内的空間を守り，しかし同時に，母親としての可能性を最も重要なものにしておく，というものである。この矛盾に対し，クラインはこう言う。「幼い女の子の中で希望に満ちた感情が優位になっているならば，女の子は，内在化されたペニスが『良い』ペニスだと信じている。しかしそれだけでなく，自分の内側にいる子どもたちが頼りになる存在だとも信じている」(p. 230)。

クラインの考えでは，摂取された父親のペニスは女子の超自我の基礎であり，その構造を提供するものである。これによって，女児の自我の発達に重大な結果がもたらされる。長くなるが，引用しよう。

> よって，女性の自我の発達に関して特徴的な事柄は，以下のように定式化できるだろう——女子の超自我は素晴らしい極みにまで持ち上げられ，大いに賛美されるようになり，女子の自我はそれを仰ぎ見る——。……女子の自我は，この崇高な超自我に従って生きようとするので，自らを拡大させ豊かにするためなら，あらゆる努力を払おうとする……女子の場合，女子によってもたらされるものの性質は，その自我の性質によって決まる。もっとも，女子によってもたらされるものが，女性ならではの特徴である直観と主観性を帯びているのは，女子の自我が実際に，自らの愛する内的な魂(スピリット)に従っているからなのである。女子によってもたらされるものは，父親によって授けられた魂の子どもの誕生を象徴している。すなわち，この魂の出産を創造したのは，女子の超自我なのである。……体内化された父親のペニスと，内側で育ちつつある子どもとは無限の力を持っているのだと確信してこそ，女性は，とりわけ女性性にまつわる何ものかを生み出すことが可能になるように思われる。[p. 236]

このように内的世界が善良だと感じられていても，それは常に，母親が報復してくる恐怖によって脅かされている。というのも，幼い女子が，母親の内部と母親の赤ん坊を加虐的(サディスティック)に攻撃したからである。クラインは，母親との早期の関係が相当う

まくいって初めて，父親対象が内在化できると確信していた。誰もがこのことに同意すると，私は思う。順調にいけば，たとえ母親が報復攻撃をしてきても，内在化された父親の良性な面が，その攻撃から守ってくれる。こうして，良さに覆われた内的状況の感覚が発達していくのである。

　クラインからさらに引用しよう。

　　　女子の性的発達について言えば，私は，良い母親イマーゴが良い父親イマーゴの形成にとって重要であると，すでに強調した。女子が，自らが信じ称賛している父親的超自我による心の中の導きに，自分自身のことを委ねられる位置にいるならば，それは常に，女子が良い父親イマーゴだけでなく，良い母親イマーゴも持っていることを意味している。内在化された良い母親を十分に信頼して初めて，女子は，父親的超自我に完全に身を委ねることができるのだから。しかしそれだけではない。このようにして自らの身を委ねるためには，女子が，身体の内側に良いものを——すなわち，好意的に内在化された対象を——所有しているのだと，十分強く信じていなくてはならないのである。空想の中で父親によって授けられた，あるいは授けられると期待している子どもが，美しく良い子であるならば——すなわち，女子の身体の内側が調和と美の行き渡っている場所であるならば（男性もこうした空想を抱く），そのとき初めて，女性はためらいなく，父親的超自我やそれを外的世界で象徴しているものに，心と体を許すことができる。このような調和状態が達成されるには，以下のことが土台になる。つまり，女子の自我と，女子の自我によって同一化されたものとの間に良い関係が存在し，さらに同一化されたもの同士の間に良い関係が存在することである。そのなかでも特に，父親イマーゴと母親イマーゴとが平和的に結合していることが土台になる。[p. 237]

　私の考えでは，これこそが，拒食症の女子の問題が発生している場所なのである。つまりそれは，本質的には良性で内在化された母親と父親——この二人が女子の内的空間を守り祝福してくれる——であるべきだったものがいる母体のどこかである。では，こうした結果を達成するための条件とは何なのか。そして，拒食症患者の場合は，それがどこでうまく行かなくなったのか。

　この点における母親の重要な性質の一つは，きっと，母親がどれくらい寛大なのかということなのだと，私には思われる。母親は幼い娘と良い関係を築かなくてはならない。しかしそれだけではなく，同時に，父親が幼い娘と，特に，美しい娘と，良い関係を築くことを許せなくてはならない。母親には父親を，空想におけるその

ペニスもひっくるめて，娘と分かち合うことが求められるのである。

　クラインは，寛大さについても興味深いことを言っている。「喜び満足する心（enjoyment）は，感謝と結び付いているものである。この感謝が深く感じられているならば，感謝の気持ちの中には，受け取った善良さを返したいという気持ちが含まれているので，感謝によって寛大さが生じることになる」（Klein, 1963, p.310）。

　当然ながら，母親の寛大さの能力は，母親自身の内的対象関係によって決まる。しかし，ここで問われているのは，次のことなのではないだろうか。すなわち，母親は，美しく良い子である自分の赤ん坊に対して本当の感謝を感じて，自らが受け取った善良さを返したいと思えるくらい，自分の娘を喜び，娘に満足することができるのだろうか？

　今日では，エディプス状況の欠如やエディプス錯覚の破壊的影響について，私たちは大いに話題にするが，これは無理もないことである。しかし私は思うのだが，クラインはこうした初期の著作を通じて，幼い子どもたちを祝福し，子どもたちの空想生活を支えることの重要性を私たちに思い起こさせてくれる。これが，子どもたちの将来の発達にどれほど豊かな貢献をすることになるのか，ということを。エディプス三角形において，おそらく幼い女の子はときには自分が勝ったと感じる必要がある。それは，幼い女の子がうまく母親に取って代わって父親と結婚するということではない。うまく父親を誘惑して実際のセックスの相手にするということでもない。そうではなくて，事あるごとに，自分は両親にとって，他に替えがきかない美しく良い娘なのであり，競争相手などいないのだ，とその子に感じられる必要があるのである。その子なりのやり方で，母親よりも美しい，とその子に感じられる必要があるのだ（それこそ，おとぎ話でお姫様が女王よりも美しいみたいに。しかし，おとぎ話では，羨望と報復にかられた女王が，ありとあらゆる攻撃をお姫様に向ける）。私の考えでは，これによって幼い女の子は母親に特別な要求をしている。そしてこれが，母親には応え難いこともある要求なのだと思う。なぜなら私が思うに，娘の要求は喜び満足する心（enjoyment）に関わるものだからである。母親は，寛大さを発達させることができるくらい，自分の娘に十分に喜び満足することができるのか？　ここで，「下稽古」という考えに再び立ち戻ってみる。あの患者が見た夢だ。自分に求められた大人の女性の役を演じ切れるほどには，患者は「下稽古」が十分できていないと感じていたのだった。

　クラインは，子どもの遊びは子どもの空想生活の表現であり，発達において重要な役割を果たしているとして，それを重要視している。クラインは，幼い女の子にとっての人形の重要性を述べている。その人形は女の子の心の中で，これから生まれてくる赤ん坊たちを象徴している，というのである。しかし私はそれだけではな

いと思う。母親と一緒にたくさんの下稽古（リハーサル）が行われてもいて，それが空想で満たされているのではないだろうか。では，それは，どういう形を取るのだろう。身繕いをしたり，髪をとかしたり，美しい服を着せたり，母と娘がお互いに見とれる感じになったりするのかもしれない。私がここで考えているのは，自惚れや，自己愛（ナルシシズム）よりも健康的で，その中に美的感覚の種子を含んでいるものである。つまり，他者の中の美を認識し，他者からの美を映し出すものである。

　　　下稽古（リハーサル）についての夢を見た患者は，こう不満を言った。母親と表面的には仲良くしていたけれども，母親はセックスについて決して話してくれなかったし，ブラジャーが必要になったとき買ってもくれなかった，と。これら具体的な不満の種の真偽はともかく，患者には，女性としての経験を母親と一緒にする大切な機会を逃してしまった，という感じがあった。

　女子の性的発達が進むための必要条件に関して，私が立てている仮説を，以下に要約しよう。

- 何よりもまず，母親との早期の関係が本質的にはうまくいており，（母乳であれ哺乳瓶であれ）依存的な授乳関係が確立していることが必要である。

- 次に，発達が進むにつれて父親を内的人物として体内化し，この父親が女子を保護してくれると同時に，創造と出産を担ってくれることが必要である。

　後者においては，娘を父親と分かち合うことができる寛大な母親，いやむしろ，自分の夫を幼い娘と分け合うことのできる寛大な母親が必要になるという仮説を，私は提起した。

　よく問題にされるのは，両親に育てられたわけではない子どもに関するものである。両親のどちらかが子どもと一緒に暮らしていない場合は，おそらくさらに複雑な状況，つまり要求されるものがさらに多い状況がもたらされるだろう。しかし，ここで私たちが考えているのは，心の発達についてである。育児の取り決めについてではない。このことを忘れないでおくことが大切だ。どんな子どもにも二人の親がいる。だから，両親が一緒にいないとどうなるのかは，二人の親同士の関係がどういうものなのかによるところがあるだろう[訳注3]。母親は心の中に子どもの父親のための空間を保持し，この空間を子どもに伝達し分かち合えるのだろうか？　このことは何よりも，母親自身の内在化された両親——これは母親が過去と現在，両

親とどのような関係を持っていたか（いるか）に基づく——によって決まるのかもしれない。

　Tという女性は，赤ん坊の時に養子として引き取られた。頭が良く，一見すると元気に育っているように見えたけれども，10代の初めに摂食障害を発症していた。大学は何とか卒業したが，特に成績が良いわけではなかった。1回か2回，単独の性体験はあったが，男性と付き合ったことはなかった。しかし，女友達とは強く結ばれて支えてもらっていた。

　30代で助けを求めた。仕事で大きな成功を収めたけれども，本当にその仕事を選んだとは感じていなかった（自分のところに来た初めての仕事を引き受けたら，たまたまそれがうまくいった）。断続的に抑うつを患い，残りの人生を独りで過ごすなどとは考えたくなかった。

　Tの実母との早期の関係は，生後数週間で完全に途絶えていたので，この早期の喪失の影響をアセスメントするのは難しい。養母は温かく心優しい女性だったようで，後年，患者に，養子の赤ちゃんがすぐに自分になついてくれたのが嬉しかった，と打ち明けた。Tは最初，養父との関係を「存在しない」と言った。楽しいけれど遠い人，優しいけれどまったく関わってくれない，と形容した。心理療法が進むにつれて，もっと複雑な光景が浮かび上がってきた。Tは，養父母が本当に仲が良いというわけではないと感じていたのである。二人は篤い信仰で結ばれていたが，見たところでは，それ以外の結び付きがほとんどなかった。自分たちの小さな娘を世話し養育するのは完全に母親の仕事であって父親はまったくそこに参加しないと，二人で決めてしまったように見えた。子どもの頃に父親と話したい，仲良くしたい，と心から願っていたことをTは記憶していたが，それは絶対禁じられていると，いつも感じていた。Tが大人になったときでさえ，両親に電話して父が出ると，父はすぐに母に電話を代わってしまうのだった。

　こうしたことを私たちは数々のセッションで話し合ってきたが，あるとき，患者はこういう夢を報告した。Tはある小径をたどっていた。この小径はおもしろそうで，森を抜けていたのかもしれない。突然，一人の怒った警官が行く手をさえぎっているのに出くわした。Tは，ひどくばつが悪く恥ずかしく感じた。私は，ひょっとして，その怒っている警官は父親だったんじゃないか，と尋ねた。「まさか」とTは言って，その考えをほとんど一笑に付した。「ママです！」

この夢は興味深いが，特に，恥と困惑の感情が見られるところが興味深い。おもしろい小径をたどって女性の性的発達に向かおうとすることに関連して，恥と困惑が意識されるのだ。Tの母親は，成長することにはつきものである危険を，Tにたびたび警告していたようである。だからTも，自分の進む小径をさえぎったのは母親なんだと確信していた。Tには，クラインが生き生きと描写したようなやり方で父親と自由に関われたと感じられたことが，まったくなかった。まるで父親も何か危険な存在を象徴しているかのように感じられていたのである。

Tの事例を興味深いものにしているのは，両親に育てられた子どもではあっても，父親が母親の心の中にほぼ存在していなかったように見えるところと，父親と娘のどちらもがお互いに関わり合う権利を主張できるとは感じられていなかったところである。

次章で示そうと思うのは，父親および「ペニス＝つながり」を内在化できないと，私たちが摂食障害の治療でよく知っている象徴形成の失敗を引き起こすということである。

内的要因——子どもに内在する要因——が発達を中断させ遅らせることもある。クラインが描き出したように，両親への依存関係によって，子どもの助けになる内在化が生じるわけだが，例えば羨望が過剰な子どもだと，両親へのこうした依存関係を作ることが難しくなるだろう。羨望の力動とそれへの防衛については，第7章でさらに述べる。ここで一つ例を取り上げよう。この例では，あまりに過剰な羨望によって両親の内在化が難しくなってしまっているが，こうしたことは拒食症と過食症では，何ら珍しくない。

30代前半の既婚女性のZという患者は，摂食障害を長年患っていた。Zは，成人期のある時点では，子どもを生める体重を何とか達成していた。もっとも，Zがあまりに子どものようだったので，私はZに関してこうした事実を覚えておくことが難しいとしばしば感じた。Zは，体重を非常に正確なやり方で制限していた。絶えず摂食を制限し下剤を使用していたが，体重を落とし過ぎないように気を付けていた。一時期は麻薬を常用する深刻な事態にも陥っていたが，結婚を機にやめた。学校での成績は良く，大学に進学したが，Zが得られると思っていたような華々しい経歴を手にすることは，ついにできなかった。私がこれまで論じてきた患者の多くと同様に，Zも，生きている心を発達させる必要が自分にはあるのではないか，と感じることがまったくできなかった。知ることや理解することに関して何かが自分に欠けている，と考えることなど，Zのあずかり知るところではなかった。Zの中に確かにあるはずの心を生き返ら

せるには私の助けが必要なのではないか，という考えに，よく腹を立てた。もっとも，心のどこかでは，自分には助けが必要であり，だからこそ精神分析に足を運んだのだ，ということを，Ｚは分かっていたのである。Ｚは，「熱狂」を繰り返しては没頭した。新しい追求が出てくるたびに，渇望していた満足がもたらされるように思われた。持ち前の投影同一化を駆使することで，Ｚは新しく興味を向けた分野をすぐにうわべだけ習得し，多くの新しい知り合いに好印象を与えることができた。Ｚが分析で何よりも目指していたのは，どの患者よりも優遇される斬新な患者になって，いやおうなく私に自分を称賛させることだった。長く複雑な夢を持ちこんでは，詳細に語ったものだが，夢に関する連想はできないようで，夢が何を意味しているかにはまるで関心がなかった。ある時，Ｚは私が発表した論文を読んで絶賛し，私が苦労せずに論文を書き上げたにちがいないと想像した。

　自分は「みんな」を羨んでいる，とＺは素直に認めた。他人より多くを手にし，自分に何かが欠けているという心の痛みから逃れ，他人が自分を羨ましがるようにすべく，最善を尽くしているのだ，と。Ｚは，母と父は二人とも別様に自分をいらいらさせていたことに気づいた。Ｚが本当に羨ましいのは，心の中に自分を助けてくれる両親を持っている人たちなのではないか，と私が言うと，軽蔑をもって迎えられた。いったいなぜ，そんなことを気にするべきなのか？　ぜいたくな暮らしぶりと友人からの称賛を手にしさえすれば，両親に何の用があるというのか？　そうＺは言うのである。

　徐々に私に感じられてきたことがあった。Ｚと私は本当は同じ言語を話していない。人生で何が大切なのか，何が幸福や不幸をもたらすのか，そういう問題について，二人の間で共有される前提がほとんどないのだ。Ｚとは違う見解を提示しようとするたびに，私の言うことは一蹴された。私はしょっちゅう諦めた。するとＺは，まるで私たちがその問題について話し合っていて，私がＺの見方に同意したかのように振る舞うのだった。私は，Ｚと接触する望みをなくしていた。そんなある日，Ｚは，いつになくふさぎこみ，恥じた様子でセッションにやってきて，「大惨事」と化した社交行事について語った。患者は，それがどのような行事なのか判断を誤ったか，誤解してしまったという。気楽な行事だと思ったのに，実際は，非常に「ごたいそうな」ものだった。最悪だったのは，友人たちがＺに非常に優しかったことだ。みな，Ｚがいかに最悪の気分でいるのかに気付き，大したことじゃないと言うのである。父親だったら，とＺは思った。そうしたんだろう──大したことじゃないふりをしたんだろう──。でもやっぱり，とＺは言った。父にとっては，そんなことは本当に大

したことじゃないんだろう。だって，何が大切なのか，父はまったく気づいていなかったのだから。

　私は言った——私が今，優しく同情的ならば，Zはひどい屈辱を味わわせられるのだと思う。そうなったら，私のことを，何が大切なのかまったく分かっていない人として，取るに足らないものにしなくてはならないのだろう。父親をそうしたように。でも，私のことを，優しく安心を与えてくれる人として受け入れてしまったら，自分が子どもみたいな気がしてしまうのだろう。それが，最悪だったのだ——。Zは肯定した。本当のことを言うと，それが最悪なことだって感じていた，と。それこそ，Zが昨夜感じていたことなのであり，自分はばかな子どもみたいだ，と。Zはとてもうろたえていた。つかのまではあったが，私たちは，これまでよりも接触することができた。子どもの頃をどれだけ憎んでいようが，本人は本当に子どものような女性なのだと，私は改めて考えさせられた。このように心理的に「大人」になれないということも，平和に結合した両親を内在化できなかったことがもたらしたものの一つである。

　私は，クラインの主張を思い起こしている。クラインは，包容する母親を女子が内在化できないと，父親の内在化が阻害されるのに続いて，女子の創造性を支える超自我への信頼が阻害されると主張したのだった。これが，Zに巨大な欠如を生み出し，Zを不幸にし続けているのだと私には思われる。

　本章では，女子にとって父親を内在化することには特別な重要性があるということに焦点を当てた。そして，クラインに倣って，父親を内在化する課程は，母親によって包容される関係がうまくいくのかどうかにかかっているという考えを述べた。父親の内在化がうまくいくことは，女子の発達において，とりわけ女性性の発達のために必要不可欠であると思われる。

男子および成人男性の摂食障害

　摂食障害の患者の圧倒的多数は女性だが，しかし十人に一人くらいの患者は若い男性である。私の摂食障害の患者の大半も女子か成人女性だった。けれども何年か経つ間に必然的に何人かの男子および若い成人男性との治療経験を持った。1984年に私はすでに，若い男性に摂食障害が出現していることを取り上げて，それが若い女性における症状の現れ方とほとんど同じように見えるという私見を述べていた（Lawrence, 1984）。この見解に変わりはないのだが，しかし今日の私はおそらく，

この事実を当時よりもはるかに驚くべきこととして感じていると思う。多くの人は，思春期青年期の男子と女子とでは，かなり異なる課題に直面すると想像するだろう。しかし拒食症の男子からは，身体にまつわる恐怖と空想について女子と非常に似た声が上がるのである。

　私たちが出会う男性の拒食症患者は女性のそれに比べて少ないが，少なくともそうした男性患者の中に実際には性同一性障害[訳注 [4]]である者がいて，こういう患者は非常に具象的な仕方で母親に一次同一化したままである可能性が高いように私には思われる。だから，こういう患者は，男性ではなく女性であるかのように発達課題に反応している。これは，摂食障害の男性患者の多くが示すような女子との驚くべき類似性の原因となっている。拒食症および過食症の若い男性の経験は，もっと早くから注意深く研究されるべきであった。私の限られた臨床上の知識によると，こうした若い男性は無意識的にも母親との退行的な同一化から動けず，自らの経験を理解することができなくなっている。私に思い出されるのは，男性の「異性装者」の現象，つまりかつては正式に服装倒錯者と呼ばれた現象である。こうした男性たちは，本人は正常だと思っている女性性に自らが同一化したと感じているようである。しかし，この男性たちは，自分たちの女性性への同一化がどういうものなのかについて考えることができない。こうした女装が実際に提供している活動の舞台は，心的退避（Steiner, 1993）だと思われる。なぜなら，その舞台では，女性であることに関する特定の固定観念，そして私が思うに，卑下され嘲笑された固定観念が，演じられるからである。別の見方をすれば，男性の拒食症患者は，女性であることが持つ病的意味だと本人が見なしているものに投影同一化し，その投影同一化の中で動けなくなっているように思われる。こうした男性の拒食症患者のあり方は，女性が自らの不完全さに悩み，理想を目指して自分自身の性質と戦うことと関連性がある。男性の拒食症患者の心の中にある女性の不完全さとは，女性が女性であることそのもの――つまり，女性の傷つきやすさと挿入可能性――である。男性の拒食症患者と異性装者の両者に，よく知られた同じ象徴化の失敗――自分がしていることの意味についてまったくと言って良いほど考えられないこと――がある。そしてこれは女性の拒食症患者においても同様である。

　若い男性の中には，おそらく拒食症の女子と類似したもう一つの興味深い集団がある。それは，男性の「ボディビルダー」である。この者たちは，自らの肉体に著しく夢中になった若い男性である。多くの場合，大量の食事を摂取し，この世のものとは思えない，いかにも「超」人間っぽい体型に変身することに没頭する。これは異様で，発達上の逸脱であることは疑いがないと思われるのだが，通常は，拒食症／過食症の布置の核心にあると思われる死をもたらす性質を伴ってはいない。と

はいえ，ボディビルは，大いに蔓延している薬物乱用の文化——その中心に，極めて有毒で危険なステロイドがある——とつながっていることを心に留めておく必要がある。しかし，ボディビルが拒食症および過食症とどう関連しているのかを推測することは，本書の範囲を超えている。

第6章

拒食症と女性性

　ここで摂食障害の中心的な謎の一つ，女性患者が男性患者よりも圧倒的に多い，という問いに，再び立ち戻ろう。前章で話題にはあげたが詳しくは述べなかった問題と領域のいくつかを取り上げる。本章の前半では，拒食症の原因を何らかの侵入あるいは侵害の中に求める二つの現代の学説を検討する。そして，私の考えとして，次のことを述べる——実際に観察され描写されるのは，患者の心の中に据え付けられた内的状況，つまり侵入的な対象である。しかし，患者の内的状況に先行する出来事が，外的世界での侵入経験の中に実際に起きていたとは限らない，と。

　後半では，女性性の本質そのもの——女性であることの生物学的，心理学的な所与の事実——がいかにして，侵入を恐怖し空想しやすくするのかという問題を取り上げる。それは結果として，次のような考えに至るものとなる。すなわち，拒食症に広く認められる侵入的な内的対象は多くの場合，患者の精神病理の侵入的な側面，とりわけ両親および両親の関係への患者の侵入性に関連しているのである。そこからさらに，次のように考えを進める。つまり，二人の親と，二人の親の結びつきを内在化できないと，思考の具象性，つまり象徴化の障害につながる。その場合，母親機能の側面が食べ物そのものだとみなされて，棄てられてしまうのである。以上のような考察によって，拒食症は次のような障害として理解される。すなわち拒食症とは，母親から適切に分化できないことで侵入にまつわる性的不安を克服することが難しくなり，それが食べ物の拒絶という形で具象的に実演されるようになる障害なのである。

拒食症に対する今日の見解

　拒食症の原因の候補を考えるとき，その発症は突然で説明するのが難しいと思えることが多いのだが，そうした中で，研究者は，隠れた心的外傷という問題を提起した。過去20年ほどにわたり，摂食障害は幼少期の性的虐待に関連があるとする報告がいくつか出されてきたのである。1985年の先駆的な論文で，オッペンハイ

マーとハウエルズ，パーマー，チャロナーは，摂食障害の患者と，性的虐待を受けた者には共通した特徴があることに注目を促した。同じ研究者チームは引き続き，摂食障害の専門機関を受診した 158 人の一連の患者の集団の特徴を述べた。その結果，3 分の 1 の患者が，16 歳になる前に，逆境的性体験[訳注 [1]] を持っていたことが分かった（Palmer, Oppenheimer, Dignon, Chaloner, & Howells, 1990）。この研究は，大変な関心を呼んだ。当時の臨床家の中には，摂食障害の病因学において，幼少期の性的虐待が「失われた結合」なのではないかと考える者もいた。

　今日では，幼少期の性的虐待は昔考えられていたほど珍しいものではなく，人生の後年におけるさまざまな精神疾患や心理的な健康問題に関連していることが，広く認識されている。もっとも，幼少期の性的虐待がとりわけ摂食障害の病因になっているという話は，事実ではないようだ。ラスクとブライアント＝ウォー（Lask & Bryant-Waugh, 2000）は，この問題を再検討し，以下のように結論づけた――摂食障害の病因を考えるとき，性的虐待を受けたことは，その一因にはなる。しかし，「性的（およびそれ以外の）心的外傷は，摂食障害になるときの必要条件でも十分条件でもない。実際，摂食障害の若者の大多数は，性的な心的外傷を受けていない」(p. 70) ――。

　研究者たちが，性的虐待と拒食症の間のはっきりした関連性について考え続けているうちに，恐らくオッペンハイマーは次のことを正しく認識していた。つまり，性的虐待を被った子どもと，拒食症の子どもとでは，両者の呈する症状が似ているのである。多くの場合，拒食症の子どもは，以下の点において，性的虐待を受けた子どもと似ている。それは，侵入に対して極度の恐怖を感じているところと，何らかの侵入に晒された経験を伝えてくるところである。

　さて，以上とはまったく異なる拒食症への接近法がある。しかしそれは，ある意味ではオッペンハイマーによる見解と重なるものでもある。これから述べる拒食症へのもう一つの接近法は，拒食症の若者と治療作業をしている相当な数の児童および思春期青年期の心理療法士によって，脈々と受け継がれている。それをごく手短に，というよりざっくり一言で言うなら，拒食症を進行させる若者は，乳児の頃に，両親，特に母親が投影するものの受け取り手になっていたと考えるのである（Williams, 1997a）。このような考え方の系譜は，ビオン（Bion, 1962）の考えた包容に起源がある。それによると，母親の機能の一つは，乳児の投影するものを受け取り修正することである。しかし，こうした母親の包容が失敗する場合がある。すると子どもは，自らの不安を修正も理解もされないままに再摂取させられることになる。さらに悪いことに，母親は自分の混乱した感情を子どもの中に投影するかもしれない。だから，食べ物を取り入れようとしないのは，親によって投影された耐えがた

い感情を取り入れないように，たとえ方法は間違っていたとしても，防衛していることだと考えられる。摂食障害に対するこうした接近法（アプローチ）は，ビオン自身の研究と共鳴するものだ。ビオンの研究自体が，心の過程と食物の消化過程との間の類似性を提起しているからである。摂食障害への後者の接近法は，興味深く，成果をもたらす可能性を秘めている。性的虐待仮説とは違っていて，心理学の用語で表現されているからである。もちろん，マカーシー（MacCarthy, 1988）が指摘するように，近親姦によっても感情は子どもの中に外傷的に投影される。体の側面と心の側面を分離することはできないし，どちらの方が有害かを知ることもできない。私が意図して，摂食障害に対する今日の二つの見方を並べて論じたのは，どちらの見方においても，拒食症患者は体と心の両面で，侵入され侵害される介入に晒されてきたと考えられていることを強調するためである。

　その結果，非常に異なる精神医学および心理療法の訓練歴を持つ臨床家が，拒食症患者を，思ったよりもよく似たやり方で捉えている。私の考えでは，臨床家たちは，類似した転移現象に反応している可能性が高い。この主張を検討する際には，患者から見えている状況を理解しようとすることが適切かもしれない。私は以下のことを提起したい——患者の心の中には，侵入的な対象，あるいは侵入する意図を持った対象が存在している。むしろ，患者の心は，そういう対象によって支配されている——。この種の内的状況が存在する可能性がある，と言うことの方が，例えば，身体的虐待や心理的虐待の点から今後も説明仮説を立て続けることよりも，重要なのである。臨床家（精神科医や精神分析家，心理療法士）が出会うのは，外在化された内的状況である。この内的状況は，巨大な力で，治療者と患者の関係の中に投影されている。患者にとって臨床家は内的対象を代表しているとみなされる。だから患者には，臨床家は侵入する意図を持っているものとして感じられる。私の考えでは，こうした侵入的な内的対象が存在していて，それが転移の中で即座に強力に現実化することは，典型的な神経性無食欲症から切り離せない側面である。次の臨床例が，この点を説明している。

　　女性の患者Ｆは，Ｆのことを心配した一般開業医（GP）の紹介を受けて，コンサルテーションにやってきた。Ｆは，厚手のゆったりした服に身を包んでいた。ひんやりした春ではあったが，寒くはなかった。カーディガンの袖は巨大で，その袖口からは，妙に大きく真っ赤な手が突き出していた。それが青くないことにほっとしている自分がいることに私は気付いた。患者は座り微笑もうとしたが，そうすると，皮膚が顔全体にぴんと張って，透けて見えそうだった。Ｆは，死にかけている子どものようだった。Ｆ自身について，そしてコンサル

テーションに来たきっかけについて訊いてみると，Fは，「ちょっとばかだったんです」と答えた。肥満傾向なので，体重を抑えようとしたら，うっかりして落とし過ぎたと言うのだ。当然，学校も両親もとても心配したが，Fの説明では，GPに診てもらって，また普通に食べるようになったので，今ではみんなうれしく感じてくれているということだった。Fの声は，うわずった呻き声同然だった。やっとのことで口を開けていたのだ。私は，自分が小声で，いや，囁きと言ってもよい声で返事していることに気付いた。私が質問しても，何が起きたのかをもっと詳しく理解するための助けには，まるでならなかった。Fはもう十分幸せだった——人生はあるべき姿になっていた。家族はとてもよく支えてくれていた。だから，Fの現在の困難の原因になるものは何もなかった。Fの判断がまずかったのを除けば。しかし，それも今は解消された——。面接が経過するにつれて，私は強硬になった。何もかも単純に済ませたいと思っているのではないか，とFを疑ったのだ。Fは恩着せがましい感じで，ついに折れて同意した。もっとも，医師と家族からの助けが今以上に必要であることはFには分かっていた。当然，失ったポンド^{訳注 [2]}を取り戻すことがいかに大変な作業かも分かっていた。何はともあれ，ようやく何が起きていたのかを理解したFは，健康を回復させようと強く心に決めた。

　私は，そんな簡単に治るわけがない，とひそかに溜息をついた。

　ここにいるのは，私に対して，中に入ることはできない，見ることも理解することも許されるはずがない，と言いつつ，同時に私に無理やり何か恐しいものを見せつける患者である。Fは私に，見るほどのものは何もない^{訳注 [3]}と言っている。Fの話の中にも，Fの心の中にも，注意を払うべきことや興味深いことは，何もない。しかし，私が目に入れざるを得ないFの身体が，それが死病であることを物語っている。これをFに認めさせようと私がこだわったら，その結果は，実りのない，追いつ追われつのやり取りになってしまったことだろう。私が問題を説明し，懸念を表明しようとすることが，Fには侵入的に感じられた。苦難を説明してもらうことそのものが，望まざる侵入をもたらすかのようだった。

　もちろん，全員がこの患者のような臨床的振る舞いをするわけではない。拒食症患者の中には，もっとあからさまな敵意と否定的態度を示し，自らの防衛をそのままにしておいて欲しいとはっきり言う者もいるし，まったく話そうとしない者もいる。しかし，そのメッセージは常に同じである。私たちが「助け」と呼ぶものを，患者は「侵入」と呼び，それを患者は欲していないのである。これは，神経性無食欲症という疾病の特徴の一つと言ってもよいものだ。患者が私たちに本当に助けて

もらいたいように見えたら，診断を疑いたくなるだろう。

「立ち入り禁止の子ども」は，こうした患者が，自分の治療者や，来るべき治療者の中に喚起する感情を説明するのに，最も適切な言葉であり，ジアンナ・ウィリアムズ Gianna Williams（1997b）によって初めて用いられた。「立ち入り禁止の子ども」という言葉は，患者の防衛的な反応だけでなく，患者の中に入りたがる対象の側の感覚をも，うまく表現している。私の考えでは，これは内的状況を反映している。分析家は，患者の心の中にすでに存在している状況を実演するよう，ただちに誘い込まれるのである。

侵入にまつわる恐怖は，通常私たちが出会う拒食症の最初の問題なのだが，一方でそれは最も永続的で，分析に最も抵抗するものの一つでもある。侵入にまつわる恐怖はもちろん拒食症の分析の主要な特徴なのだけれど，患者と接触することを妨げる最たるものでもある。

　　以下の夢は，40歳の女性患者Lが困難な分析を始めて5年経った頃の夢である。10代のときに拒食症だったLには，摂食と人間関係に障害があり，それは一生続く傾向にあった。それを特徴付けていたのは，どんな親密さや性的関係からも引きこもってしまう傾向だった。この夢を見たとき，結婚生活と仕事でLにかなりの進展があった。考える能力が伸び始め，ある面では，分析を使用できていたのである。そうはいっても，Lは，私に理解されることを待ちこがれているのと同じくらい，私の伝えるどんな理解に対してもただちに引きこもる態度でもって反応することを手放さなかった。こうして，セッションの残り時間はいつも沈黙で過ぎるのだ。さて，Lはこういう夢を見た。**Lは自宅の階段を下りているところだった。洗濯機の音が聞こえ，トーストのよい匂いがした。階段に不法侵入者がいることに急に気付いたとき，背後から何者かに刺された。Lは自分の悲鳴で目が覚めた。**

　　Lは夢への連想で，夢の中の自宅の気配と匂いを，午前9時のセッションで私の家の中に足を踏み入れるときに感じている印象と，関連付けた。ここの家庭的な感じに，たびたび自分は満ち足りた気持ちになる，と言うのだった。それが安心を与えてくれている，と（このことを連想するとき，Lは告白するかのようで言いにくそうだった）。この夢は次のことを示しているように思われる。患者は，私と一緒にいるとくつろげるし，自分の人生に以前より満足している。しかし，そう考えたり感じたりすることが，侵入として感じられてしまうのである。この事例における侵入とは，患者の切り離された自己愛的世界――この世界でLは，食べ物も，ありふれた世話も，自分には必要ないと想

像している——の中に入ってこられることである。Lをこのように普通に世話
すると，私は暴力的で殺意を持った不法侵入者になる。それと同時に夢とその
連想には，患者が私の家庭と家族の中に侵入していることも暗示されている。
分析が進むにつれて，自分が助けを必要とすることは，私の心の中に侵入する
ことだとLが信じていることが，明らかになった。自分の中にこういう気持
ちがあることを，Lは嫌がった。しかし，それと同じくらい，分析の外側の私
の生活について，罪悪感を感じつつも，できる限り何でも探り出さずにはいら
れなかった。

　前述した二つの仮説がそれぞれ提唱していたのは，後に拒食症になる女性は子ど
もの頃に，侵入的で侵害を与える介入を，身体的あるいは精神的に受けた経験があっ
た，というものだった。もっとも，侵入的な対象が心の中に存在しているからといっ
て，そうやって侵入される経験が，本人がほのめかすように実際にあったと決めて
かかることは，必ずしもできないと私は思う。後に拒食症になる女子および女性
は，両親による性的虐待を受けていたのかもしれない。さらに／あるいは，両親か
らの投影を受けていたのかもしれない。その中には，本当にそういう体験を強いら
れていたと思われる者もいる。だからといって，そういうことを，患者の心の中に
侵入的な対象が存在していることだけから結論づけることはできないのである。内
的対象は主体の投影によって常に好ましくない影響を被っている。フロイト（Freud,
1909）が最初に指摘したように，内的対象には，外的両親が悪意をもって歪曲され
たものが含まれることがある。
　ビオン（Bion, 1962）は，自らがK結合と呼んだものに関する研究の中で，ある
内的対象が地位を獲得する現象について書いている。この内的対象は，故意に誤解
して，意味を悪質なやり方で剥ぎ取るというのである（この考えは第7章で摂食障
害との関連で論じる）。拒食症患者の事例に人が見出すのは，侵入し，内部に入り
込み，傷つけることを目的とする対象が患者の内的世界で地位を獲得すること，そ
してそれが患者による投影と並行して出来上がっていくことである。
　ここで，女性の性的同一性^{セクシュアル・アイデンティティ}訳注[4] の発達に関するいくつかの側面を考えてみたい。
女性の性的同一性は，侵入にまつわる不安に関連していると思う。私は，内的状況
を外的状況から区別することで，拒食症患者が必ずしも母親による投影に反応して
いるとは限らない可能性を拓こうとした。しかし，女性の性にまつわる不安を包容^{コンテイン}
し緩和する際に，母親の機能が最も重要なのかもしれないという考えは，引き続き
述べるつもりである。
　女性性の側面の中には，侵入にまつわる不安の素因や要因になると思われるもの

がある。こうした女性性の側面は，ある条件下だと，既述したような侵入的な内的対象が地位を獲得するのに好都合なのかもしれない。私がここで概説したいのは，このような女性性の側面についてである。

メラニー・クラインは，1928 年にエディプス・コンプレックスについて論じ，1932 年にもう一度，女子の性的発達について論じた。クラインはそこで，女子には男子よりも強い摂取の欲動があることを強調した。つまり，女子は口唇的衝動が強く，取り入れを志向していることを強調したのである。前章で説明したように，クラインは，女子には心の世界を良い対象で満たしたいという衝動があると理解している。この衝動が摂取の作用を強める一因となると同時に，女子の生殖器の受容性が摂取の作用をより強固なものにする。そして，無意識ではあるが，幼い女の子は自らの生殖器の受容性を生得的にわかっている。

こうした女子特有の摂取の優位性は，それと同じような特有の不安に結びつく。男子にとって恐ろしいのは，子どもを生み増やす自分の大切な生殖器を失うことである。その一方，女子の不安は，何かが中に入ってきて自分に損傷を与えることである。これが女性性にまつわる不安の核心だ。侵襲され，侵入され，内部を傷つけられる不安。この不安が生じるのは，危険な何かが入ったからである。私は何も，女性が力の喪失を不安に思うことなどまずありえないとか，男性は侵入と内部の損傷を恐れることなんてないんじゃないかとか，そんなことを言いたいわけではない。実際，男性でも女性でも，同じ恐怖に直面する。だからここで議論していることは，支配的な不安が性差という事実と共鳴するということを言っているに過ぎない。

クラインによれば，女子が自らの身体の内部に強い不安を感じていることは，女子が空想の中で母親の身体の内部を攻撃していることに合致している。女子は男子よりも，このような身体の内部への攻撃に耐え難い。男子にはペニスがある。自分のサディズムを投影できるペニスが，自分の性交能力を証明してくれる。一方，女子が原始的な母親対象に必要以上に羨望を向けた場合，今度はそれによって傷つけられた母親対象が報復してきて，自分の内部を傷つけてくるのではないか，という不安を必要以上に女子に引き起こす可能性がある。

バーンスタイン（Bernstein, 1990）は，女性の性器的不安に関する重要な論文の中で，女性の性器が持つ性質――目に見えず，見つけにくく，思い通りに操ることができない――の影響の大きさを指摘している。バーンスタインは，説得力のある臨床素材を使って，次の仮説を立てている。それは，幼い女の子は自分では見ることができず，簡単には感じることもできない大切な内的空間への出入口にまつわる不安を克服するために，母親の助けを必要としている，という仮説である。

クラインに倣えば，女子の向かうところは，性器的にだけでなく，女子の心の向

かうところからも，次のように理解することができる。すなわちそれは，開かれていて，摂取が生じやすいというだけでなく，閉じられていて，投影を被ることに怯えている。バーンスタインによると，きわめて重要なのは，乳児の女子が身体と生殖器に結びついた不安を克服しなくてはならない過程で，母親が侵入はせずとも積極的に女子を支えることだという。ここで問題になっているのは，母親がこうした不安に対する容器^{コンテイナー}としての働きができるのかということである。拒食症になる患者の場合，身体と生殖器に結びついた女子の不安が特に強かったか，あるいはそれが親の支えによって十分には緩和あるいは包容されなかった可能性がある。次に示す13歳の拒食症患者の夢は，こうした女子の不安の性質と程度を示していると思われる。

患者は滝のそばに四人の友人と立っていた。みんな深い裂け目を飛び越えなくてはならなかった。そこまで長い跳躍は必要なかったし，そこには救助のためのロープも吊るされていた。他の四人は簡単に向こうに渡った。しかし患者はロープを取ることさえしなかった。飛ぼうとせず，降りるだけだった。

患者の夢への連想は，四人の友人は，小学校から中学校[訳注5]に進学するときに一緒だった友人だというものだった。最初の年，患者と友人たちは多くの時間をともに過ごした。初めての夏休みが終わって友人たちが戻ってくると，ディスコに通って彼氏になりそうな男性を特定したという体験を友人たちは話題にした。それに加えて，初潮の有無を心配し続けてもいた。一方，患者はと言えば，6kg[訳注6]を上回る減量をして，戻ってきた。患者は，夢の中の友人たちのことを，危険ではあっても対処できるかもしれないものをどうにか乗り越えた女子だと見なしていた。その一方，患者にとっては，女性性が恐ろしい裂け目として象徴されているようだった。注目しておくと興味深いと思われるのは，どの女子も助け（ロープという母親）を利用できたのに，この患者だけは友達と違って，それを利用することができなかったという点である。

ここにいるのは，女性として十分に発達し大人になること——それが患者には危険な跳躍に見えた——に向けて第一歩を踏み出すことができないように見える幼い女の子だった。患者は，降りるしかなかった。意識されていたのは，体重が減って潜伏期の子どもの身体に戻ったことへの大きな安堵感だった。もはや葛藤と不安の状況の中にいると感じることもなかった。それどころか，自分は強く，決心していると感じていたのである。

上記の患者のような多くの拒食症の女性にとって，月経が止まり，女性らしい曲

線的な身体を失うことは，強さと安心の源であるようだ。ミカティ・スクウィティエリ Micati Squitieri（1999）は，このような感情は拒食症患者に限ったものではないと言っている。スクウィティエリは，身体の中に侵入される不安の特徴を述べ，女性の身体にまつわる表象の中には，本質的に脆く傷つきやすいものがあると述べている。そして，身体の中に侵入される不安を，秘密にしているが自分は男性である，という空想や，女性だけでなく男性の属性も自分は備えている，という空想と関連づけた。スクウィティエリは，こういった空想を，身体の中に侵入される不安に対する防衛だと理解しているのである。

　拒食症には，魔法で保護されたような子どもの身体と人生を保持したいという退行的な願望が象徴されている。その一方，食べすぎることには，脆くて弱いと見なされる子どもではなく，大人の中でも特に大きく強い大人になりたいという願望が表現されていることがある。非常に興味深いと思われるのは，痩せようとする者も，食べすぎる者も，どちらもそれぞれが思い描いているように，強くなろうとしていることである。太った者は文字通り肉体的なやり方で，自らを大きく強くする。その一方，拒食症患者は，心と身体を劇的に分裂させるので，拒食症患者にとっての痩せこけた身体は精神的な強さの証しになるのである。私は次のように言って正しいと考えている。つまり，肥満の女性は，乳児期に自らが愛し憎んだ母親（この母親は赤ん坊にとって絶対的に巨大な存在に映るに違いない）に同一化しようとしている。その一方，拒食症患者は，この同一化を回避しようと必死になっているのである。

　　女性患者のＯは，母親と同じように，人生を通じて肥満と闘ってきたが，あまり成功していなかった。分析を受けている今，再度，減量に挑戦した。Ｏがひどく驚いたのは，自分がさほど苦もなくカロリー摂取を制限して体重を落とせるとわかったことだった。前よりほっそりした新しい身体になり，称賛と注目を浴びると，ある程度は嬉しかったのだが，そうなればなるほど不安を感じることにも気づいた。男性が自分を見る目が今までと変わり，怖くなった。大工が口笛を吹き，周りの人が振り返ってじっと見てきて，Ｏはぞっとした。一人で外出すると暴漢や強盗に襲われるのではないかと恐れるようにもなった。実際はＯは非常に背の高い女性で，依然として華奢ではなかったのだが，自分がとても傷つきやすいことにＯは気づいた。

　ここでとても大事になるのは，バークステッド＝ブリーン（Birksted-Breen, 1996）による男根（phallus）と「ペニス＝つながり」（penis-as-link）との区別である。「ペ

ニス＝つながり」は，両親の関係を象徴している。それは，一体化した母親－乳児のカップルには手に入れることができない思考のための空間を創り出す。一方，男根（ファルス）はペニスを躁的に誇張して面白おかしく真似た（パロディ化した）ようなものである。男根によって，思考は万能感に，構造は権力に，それぞれ取って代わられる。これらの患者が自らの女性性にまつわる不安を防衛するために頼りにするのが，男根（ファルス）である。直線的で引き締まっていて，あからさまな穴を持たない男性の身体を所有するという空想は，拒食症患者の空想の一面としてしばしば見られるものだ。拒食症患者をぞっとさせる女性らしい曲線には，細く直線的で堅い身体が押しつけられ，それは患者にとって，勃起した男根の象徴になる。そこにはあらゆる権力と強さ，さらに言えば，潜在的な残忍さが備わっているのである。太り過ぎの患者にとって，男根（ファルス）的な男性性とのつながりを提供してくれるのは，多くの場合，とてつもない寸法の巨体である。どちらの場合においても，このような男根（ファルス）との同一化を，女性であることに生まれつき存在する不安への防衛であると考える点で，私はミカティ・スクウィティエリと意見が一致している。

　　もう一人の女性患者のＤは，女性性にある傷つきやすさに対する不安を防衛するために，男根（ファルス）との同一化を防衛的に使用している実例だと思われる。この患者は，数十年にわたり嘔吐をやめられなかった低体重の拒食症の女性で，絶えず射精している男根（ファルス）が，自分の内部に入り込んだあらゆるものを強迫的に取り除いてくれるという空想の中にいた。でも，自分が侵襲されていることに対しての不安は否認するのだった（バークステッド－ブリーン（Birksted-Breen, 1996）は，ある過食症患者の事例の中で，これと似た空想に言及している）。Ｄは，病気が最もひどいとき，スカートを穿くのが怖かった。なぜなら，そうすると世界に向けて自分がきわめて傷つきやすい状態であることを露呈してしまうように思われたからである。

　男根（ファルス）との同一化は，元来は防衛的なものだ。しかしそれは，こうした患者が，自らが陥っている発達の袋小路から抜け出すときに用いる絶望的な方法としての役割も果たしている。脅威的で侵襲的で有害な男根（ファルス）と同一化すれば，崖の縁を歩くと，大人の女性という恐ろしい裂け目の中に助けもなくただ落ちていくしかないありさま――これが若い患者の夢に描写されていたものだろう――からは，救われるかのように見えるのかもしれないのである。さらに言うなら，男根（ファルス）と同一化することによって，憎むべき「ペニス＝つながり」に勝利し，それに罰を与えられると無意識的には感じられるのではないか。なぜなら，「ペニス＝つながり」は，女子と母親

の間の関係を裂くからである。本章の最後の部分で，拒食症における母娘関係の影響を検討する際，男根と「ペニス＝つながり」との間の決定的な違いについて再び検討しよう。

　かつて拒食症は，誤った対象に向けられた性的不安の結果であると提唱されていたことがある。例えば，ウォラーとコーフマン，ドイチ（Waller, Kaufman, & Deutsch, 1940）は，拒食症を，経口受胎する恐怖の観点から説明している。本書でここまで述べてきたことから，私もこれと同じ系譜の議論を――現代の英国で重要視されている議論を組み入れた上で――しているように見えるかもしれない。確かに，私は次のことは事実であると思っている。つまり，後に摂食障害になる女子の心の中では，侵入と内部の損傷という女性性にまつわる不安がとりわけ強いということ，そして，この不安を克服するのを助けてもらうために母親を頼りにするのが難しいということである。しかし，この問題には別の次元もあると私は思っていて，それをこれから探求するつもりだ。私が提起しようとしているのは，患者その人が多くの場合，転移の中で極度に侵入的になりやすく，その起源が両親の間に侵入したいという願望にある，という考えである。

拒食症において侵入的であること

　拒食症患者は「立ち入り禁止」の看板を掲げ，ありとあらゆる手段を講じて，私たちから関心を向けられるのが嫌なのだと伝達してくる。しかし同時に，患者自身が非常に侵入的でもあるのである。心に触れさせはしないが，強力に自らを投影してくる。何年も前にみていた拒食症患者たちのことが，ありありと思い出される。この患者たちは，おそらく永久に消えることのない印象を私に残した。この患者たちに私は何の影響も与えていなさそうだった。いや，何の影響も与えていなかったという事実を認めなくてはならない。このような患者にとっては転移の中で対象を思い通りに操ることが重要になるという内容を，私は別のところ（Lawrence, 2001）で書いたことがある。対象を思い通りに操るという問題については，第4章でもっと詳しく論じた。侵入的であるということは，対象を思い通りに操る必要があるということの一側面である。この場合，患者は，内部から対象を思い通りに操るために投影によって侵入する。この種の侵入的投影だけでなく，拒食症患者の中には，分析家の外的生活の中に侵入したいと感じる者もいる。患者は，こうした願望に良心の呵責を感じるかもしれない。気づかないふりをするか，秘密にしようとするかもしれない。しかしいずれにせよ，侵入的であることは，常に核心的な問題の一つであるように思われる。

前述した慢性拒食症患者のＤは，30代半ばに分析を開始したが，その最初から私が個人開業と並行して，NHSで働いていることを知っていたようだった。これをどのように知ったのかは，分からない。もちろん，この種の情報は社会に公開されているが，こういうことは，ほとんどの患者ではまず起きない。NHSの職場は，たまたまＤが住んでいるすぐそばの一区画にあった。このことにＤは激怒した。自分の空間に侵入された，「自分の」店で買い物をするのかなどと，私を非難するのである。Ｄは，「自分の」一区画から，私の家――この分析が行われている場所――まで，私の通勤を逆方向に「追跡」し始めた。地元の駅で地下鉄を降りると，Ｄが私を待っている。私が分析の外側にある生活の中に侵入したと思って，Ｄは激怒しているのである。あるとき，面接室の外でＤに姿を「見せつけている」のは自分のせいなのだと感じた私は，違う駅を経由して帰宅できないかとさえ思ったことがあった。あのときの感覚を，私は忘れることができない。

Ｄは，私の近所の男性と性的関係を持っていることを分析の最中に「うっかり漏らし」，私がその男性のことを知っていると決めてかかった。私はそれが隣家の男性だと自分が想像していることに気づいて我に返った……。この場合，患者の心の中でも，そしてときに分析家である私自身の心の中でも，どちらが相手の領域に不法侵入しているのかが，本当に混乱してしまっているように思われた。

侵入的に対象を思い通りに操る必要があることと密接に関連しているのは，「自分は特別だ」という患者の感覚である。Ｄは分析に辿り着く前，いろいろな治療者に会っており，自分がいかに特別な患者なのかという話に事欠かなかった。Ｄにとって「特別」であるということは，その関係が何らかの形で通常の治療関係の境界線を踏み越えることを意味しているようだった。ある心理療法士とは性的関係を持ったことがあると主張し，占星術師としても開業していたまた別の心理療法士からは，折りにふれ，占星術による相談を提供されたことがあったという。この患者は，分析を開始する直前，NHSの摂食障害部門に一年間入院していたが，そこでも自分はとても特別だったと感じていた。スタッフが病室をホステルのように使わせてくれたと私に説明するのだった。Ｄは実際，他の患者とは違って，「患者」であるとは思われていなかった。摂食障害部門のスタッフの一人が，Ｄを私に紹介するのに尽力してくれたのだが，分析を開始して早々の祝日による休みの間，このスタッフが計り知れない穴埋めをしてくれていた。患者が言うには，このスタッフはむしろ友達に近く（この人は本当のプロ意識の持ち主のようだった），ふらっと立ち寄ることができ

たのである。Dはこう主張した。前の治療者は侵入的だったが，摂食障害部門はむしろ近親姦的だとわかった，同じ患者たちがずっと出入りしているのだから，と。

　祝日による分析の休みは，Dに苦痛を与えた。なぜなら，自分が特別なわけではなく，私を完璧に思い通りに操れるわけでもないという証拠が与えられたからである。分析を開始して早々の祝日による休みの間，二人して，Dが果たしてやっていけるのか心配だった。このとき，Dは，二つの性的関係を同時に始めることで，この問題を「解決」した。それは，一つは男性との，もう一つは女性との性的関係だった。これによって私がいない心の空間を，完全に埋めてしまったのである。休み明けの分析で，Dは，性的関係は患者と分析家のこんな偽りの関係なんかよりもずっと現実的で重要だと思う，と言った。

　分析家と特別な関係を作り上げようとする傾向の中には，治療関係の境界線^{バウンダリー}を破るだけでなく，自己と対象の間の境界線^{バウンダリー}を曖昧にすることも含まれている。これは拒食症の患者に典型的な特徴だ。それと同時に，こうした空想を抱く患者が多くの場合，自らが心の中に作り上げた関係によって束縛を受け，侵入を被っているということも，特に驚くべき事実ではない。精神分析はもちろん精神医学においても，多くの研究者が拒食症における母娘関係の特殊性を指摘してきた。ブルッフ（Bruch, 1974）は，学習理論の観点から，母親と拒食症の娘が過剰な関わり合いをしていることを観察し，患者は自立性を一度も学んだことがなかったと結論づけた。家族療法の治療者であるミヌーチンは，家族から追放された父親だとミヌーチンが見なすものを，再び家族に参加させるための戦略を考案した（Minuchin, Rosman, & Baker, 1978）。バークステッド＝ブリーン（Birksted-Breen, 1989）は，こうした母と娘の対象関係こそが転移の中に出現することを詳しく説明している。この転移の主な特徴は，自己と対象が分離している事実や，自己と対象が違っている事実を，ことごとく否認することである。だから患者は，分析家－母親と一体化し，その内部に入り込み，自分のものにしたいと激しく望むのだと思われる。同時に患者は，対象が侵入的であることに絶え間なく抗議し続けているが，それは，一体化をしきりに望んでいる憎らしい自分を，分析家の中に投影しているのである。ブリュセ（Brusset, 1998）は，患者が対象と関係を持つとき，患者がどのようにして両者の間に境界がまったくないかのように関わるのかを説明している。それはあたかも，同じ皮膚を母親と娘の共同で所有しているかのようだというのである。これは，とても良い表現だと思う。なぜなら，この表現によって，両者の間に境界があるという事実がいかに耐えがたい状況なのかが間違いなく明らかになるからである。

このように対象との融合をしきりに望むと，存在の消滅も同時に恐れられるというわけだ。もっとも，これは拒食症に特有の話ではない。このことをローゼンフェルト（Rosenfeld, 1964）は，自己愛的かつ精神病的な状態と関連させて論じているし，グラサー（Glasser, 1979）は倒錯の主要な特徴として述べている。レイ（Rey, 1994）は，ボーダーラインの病理との関連でも，拒食症との関連でも，述べている。

母娘関係の影響が広範囲に及んでいることを強調する研究者は，同時に，拒食症患者の家族の中で父親が物理的にも情緒的にもどこか不在であることに言及している。ここで言われている父親の不在は，典型的に見られる離婚で別居した家族のことではない。実際，拒食症の家族は一緒に住んでいるのが普通である。父親の不在感とは，むしろ，父親の存在意義のなさを示しているのだと思われる。父親自身を含め，父親が何を意味し，何を象徴しているのかを，誰も知らないし理解していないかのような感じがあるのである。前章で私は，女子の性的発達において父親との関係が特別な意味を持つことを説明しようとした。

拒食症患者を治療する過程で非常によくあるのは，父親がほぼ不在で存在意義がなかったという患者の家族像が，本当は事実とかけ離れていることが明らかになることである。例えばＡ[訳注 7]は，私を次のように納得させようと一生懸命だった。両親同士はまったく関係を持っておらず，両親は別々に自分とだけ熱心に関わっていたのだ，と。Ａの考えでは，家族の中で重要なカップルは自分と母親であり，一方父親はいつも，Ａが母親と仲違いしたときに関わろうと待っている人だった。このことをＡが事実として主張して譲らないことに，私は驚いた。Ａはよく私に言ったものだ。寝室は別々で，家の両端にあった。だから，自分が気がつかないうちに両親が性的関係を持つなんてできっこなかったのだ，と。Ａからこの反応を引き出すには，解釈の中で母親と父親に同時に触れるだけでよいことが分かった。転移の中で力強く浮上したのは，両親が性的関係を持っている間，自分はずっと捨て置かれた子どもになってしまうというＡの恐怖だった。

このように父親に居場所がない状況を患者が作り上げるのは，母親と未分化に一心同体となっている状況を守ることを意図したものだと思われる。これは結果として，心の痛みと孤独感を回避することに寄与する。この心の痛みと孤独感は，両親同士が親密な関係を持っているという認識をもたらすエディプス・コンプレックスに必ず付いて回るものなのである。

しかし，この防衛的なポジションも，それはそれで耐えがたいところがある。この防衛的なポジションでは，「ペニス＝つながり」によって患者の心の中に創られるはずの空間がなくなってしまい，これによって患者は，母親および分析家と一

体化したお馴染みの未分化な関係へと，これまで以上に強力に押しやられる。締め出され独りにされるという気持ちは防衛できても，当然ながら，閉じ込められ，自分であること〔アイデンティティ〕を欠いていると感じることになる。このとき男根〔ファルス〕が呼び出される。患者は母親の侵入を知覚するが，男根〔ファルス〕によってそれを除去し，境界の感覚をもたらそうと企てるのである。バークステッド＝ブリーン（Birksted-Breen, 1996）は，「ペニス＝つながり」によって提供されうる心的構造が欠けているとき，患者を一つにまとめるために，男根〔ファルス〕による組織化が行使されるさまを説明している。「立ち入り禁止〔ノーエントリー〕」という防衛が持つ力自体が，心的構造の欠如に直面したときに起きる解体を免れるための試みなのだと考えてもよいのではないか。

　これらの困難はつなぎ合わされて，お互いを構成しているように思われる。両親の性的関係が，母親を独り占めしたい欲求に対して侵入的だからといって，女子が両親の性的関係を否認し拒絶すればするほど，実際にはその分，女子は侵入されると感じるのである。ここでこそ女子が採用する男根〔ファルス〕による組織化は，しかし期待していたほどには女子を守ってくれず，これまでよりもずっと堅固な防衛を女子に強いてくる。前章で提起したように，「ペニス＝つながり」が，もっと良性の状況で女子の心の中で機能するならば，もしそれがなければ陥ってしまうだろう侵襲あるいは侵入される感覚から，女子はきっちり守られる可能性があると，私は考えている。女子は摂取の能力と共にあり，自らの内的空間を知ることで強くなる。そうした過程があれば，女子は，自分には取り入れるものを識別する能力があるのだ，ということを知らないわけにはいかなくなる。この能力はおそらく，内在化された父親が，母親とつながることによって提供してくれるものである。

　象徴形成として知られる心的機能の重要な領域は，男根〔ファルス〕による防衛構造が課してくる制限によって損傷を被るように思われる。この障害については，バークステッド＝ブリーン（Birksted-Breen, 1989）が自らの論文「拒食症患者との治療作業」の中で説明しているし，アンリ・レイ Henri Rey（1994）も言及している。バークステッド＝ブリーンは，後の論文（Birksted-Breen, 1996）での説明で，この障害を「ペニス＝つながり」という構造化機能が失われた結果だと理解している。ハンナ・シーガル Hanna Segal（1957）は，この問題を，抑うつポジションをワークスルーすることができなかった結果として説明している。そして，ブリトン（Britton, 1998）は，これがエディプス・コンプレックスと分かち難く結び付いていると理解している。母娘関係の付着的性質は，象徴が形成されうる空間を生みはしない。母親と乳児の間に入り，象徴機能が発達するのに必要な心的空間を創るのは，父親の役割だ。このとき父親は，もう一方の位置，つまり第三の位置を象徴しているのである。

ここで述べていることは，概念化するのが難しい領域である。とりわけ，臨床状況においては，何が原因で何が結果かが，必ずしもはっきりしないからである[訳注[8]]。この問題はさらにやっかいなものになるように思える。困難を象徴的に克服する能力がここまで制限されてしまうという事実そのものが，この状況を特別に苛烈なものにするのだ。患者は，両親との関係について一歩後ろに引いて考えることができない。その代わりに，シーガル（Segal, 1957）がクラインに倣って象徴等価と呼んだ一連の思考を最後のよりどころとするように見えるのである。この原始的な思考形態では，心的な摂取は，食べることによって生じると感じられる。同じように母親のことを，母親機能の一つである授乳をしてくれる母親とは感じられず，食べ物そのものだと感じる。父親の役割は，この抑制された具象対象の世界において，理解することがとりわけ難しいだろう。なぜなら，父親の役割から象徴的な意味が剥奪されているからである。多くの場合，拒食症患者の心の中の父親は，母娘のカップルを引き裂き破局をもたらすものに等しいとみなされるようになると思われる。母親と共有される皮膚は耐え難いかもしれないが，しかし母親との分離は文字通り，考えることができない。

クライン（Klein, 1930）は，象徴形成に関する論文の中で，幼い子どもの象徴機能の欠如を，自分が一方的に母親の身体を加虐的（サディスティック）に攻撃してしまったという子どもの不安によってもたらされたものだと，理解している。拒食症患者は，まさにそのような原始的で退行的な内的母親との関係に閉じ込められたままであるかのようだ。自分が大人の女性へと成長しているから母親に似てきたのだとは拒食症患者は概念化することができずに，もともと母親のものだったが，しかし今や自分のものでもある女性の身体という乳児期の戦場に，具象的に取り残されたままなのである。空想の中で，「共用の皮膚」から自由になろうと母親を激しく攻撃すればするほど，ますます不安になる。これでかえって，思考および現実とのつながりをすべて消し去らなくてはならなくなるのである。これを拒食症患者は，自らの身体に極度に没頭することによって完遂する。すなわち，乳児の頃と同等か，もっと狡猾な力を用いて，空想上だけでなく現実に自分の身体を攻撃するのである。

象徴形成の領域における障害は，さまざまな重篤な精神疾患で生じている。このように象徴化が機能し得ないという問題は，なぜある種の女性が，生きるか死ぬかという存在の二律背反（ディレンマ）への解決法として，つまり，心の袋小路からの唯一の脱出方法として，拒食症を発見するのかを理解するための鍵となっているのかもしれない。このような女性は，前エディプス的に母親と一体化している空想の中に精神的に閉じ込められ，女性性にまつわる性的（セクシュアリティ）なものに関する不安が高まるのに包容はされず，その心は，侵入し損傷を与えることを唯一の目的とした人物によって支配される。

そうなると，このことをまったく象徴化することができないし，この問題を克服するために，それについて考えたり，言葉を使ったりすることもできなくなる。一般的に，このような女性は，摂食障害の発症以前には神経症的あるいは身体的な症状は呈さない。これが，面接室で出くわす場面なのである——何が悪いのかを考えることも，話すこともできない患者が，ここにいる。絶対に食べてはいけないということだけは，知っている。でも，なぜなのかは，わからない——。

　このように理解すると，拒食には意味がある。それは，患者が母親からも父親からも分離して自分というものを獲得するためのための一つの手段のように見えたりもするのである。さらに拒食によって，精神病理の中核にある錯覚——母と父とが性的につながっているという現実を否認している状態——も，維持できる。

　次の事例は，私が説明しようとしている複雑な状況の一端を伝えていると思われる。

　　17歳の拒食症の女性Eは，医師である母親に焚き付けられて，やや回り道をして紹介されてきた。母親は，娘が治療法を選ぶ必要があるから，そこは邪魔したくないと強く思っており，電話で手短に次のように言った。娘がいかに秘密にしたがるか，母親から分離された本人の空間の必要性を自分がいかに尊重しているか，でも，この状況において，心配していると言わないことは難しく，言わないことは娘を傷つけることになる，と。ここで母親が暗に言っていたのは，自分は侵入に怯えている娘に気づいているが，しかしそういう自分が娘が恐れている侵入的な母親に実際はなっているのではないかと不安になっている，ということだった。結果として，「卵の殻の上を歩く」^{訳注[9]}ような状況に陥っていたのだと思われた。この状況では，母親は，夫を頼りに娘の病気の問題に取り組むことが怖くて躊躇いを感じていた。母と娘の二人は，この状況から抜け出せないまま，相当な時間が経過していたようだった。

　　患者に会ったとき，その危険な健康状態に私はまず驚いた。こんな状態だとは，母親から知らされていなかったからだ。医療関係者のEの家族なら，この兆候に気付くくらいのことを期待してもよかったから，なおさら私には驚きだった。この母親にとっては，自分が娘に侵入的になっているのではないかと恐れることが，どういうわけか，もっと当たり前に娘を心配してあげることに勝ってしまったのだとしか，説明がつかなかった。患者は続いて自分の状況を説明したが，母親が侵入的だとは言わなかった。それどころか熱を込めて，母親との関係は良好で信頼し合えて隠しごとがなく，どんなことでも分かち合えるし，実際に分かち合っていると語った。母親は熱心に働いて，よく帰りが遅くなったが，少々のネグレクトは大目に見た（！）と，仄めかすのだった。兄

は今では家を離れており，父親は仕事で不在がちだった。

　Eの心の中では，家の中にいるのはたいていは自分と母親だった。たとえ帰りが遅くても，帰宅した母親がEの顔を見て，Eの一日を分かち合い毎晩喜んでくれるなら，母親に同情し辛抱強く待っている。まさに理想的なカップルだった。母親が，娘は病気だと言い出して，食事を食べさせたり，もっと食べるように脅かそうとしない限り，母親はEにとって理想のパートナーでいられた。外界の母親はこのことを理解し，飢えている娘に食べ物を与えようとしてはならないという規則を守ろうとしていた。臨床素材の中に，私が予期していたような侵入的対象の痕跡は見当たらないようだった。ここで起きていたことは，一体何だったのか。それは，母親の授乳機能がある種，分裂排除されたような事態だったのだと思われる。というのも，Eには母親の授乳機能が侵入的な内的対象そのものだとみなされていたからである。

　しかし，この事例の真相と来歴がさらに詳しく明らかになるにつれて，それまでとはかなり違った光景が浮かび上がってきた。母親は，才能ある専門職の女性ではあったが，多少とも家族の要望に応じて仕事と家庭の両立がいつもできていたのである。娘よりも遅く帰宅したこともあったかもしれないが，娘はやっぱりまだ17歳であり，それが普段の生活ではなかったのだ。もちろん，どの子どももそうだが，患者も剥奪を経験していた。しかし明らかになったのは，患者が嫉妬深く，独占欲の強い少女だということだった。まさに事の発端から，母親を完全には自分のものにできないことに憤慨していたのである。

　父親は，外国を仕事で飛び回ることもあったけれども，妻と温かく情熱的な関係を楽しんでいた。これを，娘は憎んでいた。侵入してくる破壊的対象を患者の心の中に創り出した基盤は，両親というカップルだったように思われる。この両親カップルは，子どもがせがむ母親と乳児という融合したカップルに対して侵入的で有害だ，とEには認識されたのである。自らの発達を通してEはずっと，両親の間に侵入して二人の間の愛と性的関係を破壊したいという願望に対処しなければならなかった。「ペニス＝つながり」に断固として反対して，自分自身を男根だと感じていたのかもしれない。しかし，こうした試みがほとんど成功しないという経験を，Eはすることになった。結局，患者の侵入的な側面は，母親の中に投影された。患者の心の中では，内部に入り込み，支配権を握るのを要求しているのは，自分ではなく，母親である。Eは，拒食症状態のまま放置されている。何も欲しくない。何も感じていない。なるほど，愛の対象への憎しみや怒りを感じていない。その愛の対象が自分を裏切ったのだと感じているにもかかわらず。裏切られたというこの感覚は，母親が父親と

一緒にいたという感覚のことだけを言っているのではない。それは，分離が必ず訪れるような発達段階に娘の自分が到達するのを母親が許した，という感覚のことでもある。では，患者はと言えば，すべてがうまくいき，父もきょうだいも存在しない心地よい空想に浸っているのである。

　この事例のように患者が自らの侵入性を母親の中に投影するのは，拒食症が出現する際にとてもよくある局面の一つである。そのとき母親は，食べ物そのものとみなされる母親であり，食べ物の摂取を思い通りに操ることによって，思い通りに操ることができるとEに感じられる母親である。心配と無力感は，上記のような母親への投影によって作り出されていた訳注[10]。そして，このようにして作り出された心配と無力感こそが，患者が紹介された当時，母親と娘をあそこまで首尾よく，そして危険なやり方で結び付けていたのである。ここで侵入的だと感じられていたのは，母親機能のうちでも，食べ物を与えてくれる人としての，つまり乳房としての母親である。母親が患者の所有物として経験できさえすれば，すべてはうまくいった。しかし母親が，おそらくは娘の命を救うため，娘から分離した自分がいることを主張するようなことがあれば，これは患者にとって耐えがたい侵入となったことだろう。この母親は，鉄則を正しく理解していた。つまり，どんな理由があろうとも，飢えている娘に食べ物を与えようとしてはならない，という鉄則を。この子どもは実際，母親が注意を向けてくれて，なすすべもなく心配してくれるほとんど唯一の対象に，自らを仕立て上げていた。ついには，父親のことを，父親と母親が一緒にいる場所から追放したいという，口にはできない念願を実現させそうになっていた。
　拒食症患者の心の中に欠けているように思われるのは，フロイトが「両性性」（bisexuality）と呼んだものにある能力である。この能力は，感情的に，そして性的にうまく機能するためだけでなく，社会的にうまく機能するためにも必要である。拒食症患者には，父親との同一化がまったくないことが多い。その代わりとして，空っぽの男根を最後のよりどころにするしかない。これが，女性性にある創造性と，男性性にある創造性をどちらも攻撃する。父親を文化および外の世界という意味において内在化できないと，たとえ患者がびっくりするような学業成績を収めたとしても，人生において働けるようにはならない。D訳注[11]という患者には，潜在的な才能もあった。それにもかかわらず，社会の中で自分で生活していくことがまったくできなかった。この点に関して注目に値するのは，Dが長い休暇の間に望みを失ったとき，具象的な両性性——この分析の休み中にDが男性とも女性とも性的関係を持ったこと——に救いを求めたことである。そのときのDは，心的構造——こ

れは両親を内在化できていたらDに与えられていたものだろう——の欠如を埋め合わせようとでもしているかのようだった。

　本章を終わるにあたって，女性性と拒食症とのつながり，特に，拒食症では女性患者が圧倒的に多いという問題に戻りたい。女子には摂取への指向性があると同時に，それに付随する不安がある。このことが，取り入れの拒絶を中核に組織化される障害では，重大な意味を持っているように思われる。しかし，これは話の一部に過ぎず，この問題には，もう一つの側面があるようなのである。それは，心的同性愛とでも呼べるものである。心的同性愛では，母親との原始的な結びつきが断ち切られずに空想の中で続いている。食べようが，性交しようが，普通の方法では，何も取り入れられない。その代わり，一種の共生が想像される。そして，この共生関係は容赦なく求められると同時に，恐れられもする。私が提起したのは，これは発達がうまくいかなかった状況として理解することができるというものだった。不安を克服するのを助けてもらうために母親を使用するのではなく，不安を否認するために母親との関係を使用するのである。だから母親は，容器ではなく，盾になる。「ペニス＝つながり」を内在化できないと，それは心に深刻な影響を及ぼす。その影響の中には，よく知られた「立ち入り禁止」という防衛だけでなく，象徴化に関する問題も含まれる。後者の障害によって，患者は，自分の症状が持ちうる意味を考えるための空間を見つけることがまったくできなくなる。これが，患者の分析作業をひどく難しくする特徴になっている。

　よく聞くのは，こうした患者では環境による侵害が起きている，という話である。私が疑問を呈したのは，この種の話によって，もっと複雑な話が実際は覆い隠されてしまうのではないか，ということだった。侵入的であることは，常に核心的な問題の一つであるように思われる。しかし，この侵入の起源は必ずしも（母親による投影理論の専門家が想定しているような）母親ではないし，（性的虐待があったことを信じる者が仄めかすような）父親でもない。私たちが臨床的な出発点とするのは，侵入的な内的対象が存在している，という事実なのである。

第7章

生と死

　ある男性患者が見た夢だ。死刑を宣告された一人の人物が，フードを被って立ち，死刑を待っている場面。死刑執行を任されている団体か協会は，気がころころと変わるようだった。死刑を宣告された人物は，ある瞬間，釈放してやると言われたかと思うと，次の瞬間，死刑を執行すると言われるのである。それは残酷な拷問だった。患者は，死刑執行を任されている者から，目撃者になるよう強いられていると感じていた。

　この患者が夢という形式で「目撃」していたものは何だったのか。それは，患者の「自己」が拘束され，ある組織，あるいはある社会——それは実際には，患者自身の心の別の部分——のなすがままになっている状況だったのである。

　この章では，死の欲動という精神分析の考えを検討する。その目的は，死の欲動を，摂食障害の患者に関する臨床状況に適用できるかどうかを検証することである。フロイトは死の欲動を，生命力やリビドーと並ぶ生得的な力として考えている。その一方で，破壊衝動と自己破壊衝動は環境の影響によって生じる，という考え方をする者もいる。この対立する考え方は，まるでそういう考え方をする者の人生に対する態度が問題とされているかのように，哲学的な色合いを帯びることがある。この章での関心は，臨床的に有用な考え方を見出すことにある。つまり，患者の行動によってもたらされる圧力の下，臨床家がもっとうまい具合に考えられるような考え方を見出すことにある。

　ビオン（Bion, 1956）は，統合失調症的な思考の発達について書く中で，「生の本能と死の本能との間で決着がつかない葛藤」について述べている。私は，この葛藤は，拒食症と過食症の患者との治療作業でもはっきりと見られるものだと提起する。

　死の本能，あるいは死の欲動という考えは，フロイトの『快原理の彼岸』（Freud, 1920g）に端を発する。それは『文化の中の居心地悪さ』（Freud, 1930a）でさらに明確にされた。フロイトはこう書いている。

生命の始まりについての推測と，生物学的な類似性から出発することで，私は以下の結論を引き出した。つまり，生体の基本物質を維持し，それをもっと大きな単位に結合させようとする本能に加えて，もう一つの対立する本能がきっと存在しているはずなのである。生体を解体して，それを原初の無生物状態に回帰させようとする本能だ。つまり，エロスだけでなく，死の本能も存在していたのである。生命現象は，この二つの本能が同時にあるいは互いに敵対しながら活動しているということから説明できる。しかし，このような死の本能らしきものの活動を証明するのは，簡単なことではなかった。エロスの出現は，十分はっきり見えて，やたら騒々しい。死の本能は生命体の死滅に向けて，生命体の内側で音も立てずに作動していると考えられるかもしれないが，しかし当然ながら，そのことは死の本能の活動の証拠にはならない。もっと有用な考え方は，死の本能の一部分は外界に向けて転用され，攻撃性と破壊性の本能として明るみに出る，というものであった。こうして，急場しのぎに死の本能自体をエロスへの奉仕に利用することができた。つまり，生命体は，自らを破壊する代わりに，生物であろうと無生物であろうと，自分以外のものを破壊し続けていたのである。[Freud, 1930a, pp. 118-119]

　当初から死の本能という考えは，フロイトにとって，生命維持本能という考えよりも複雑な考えだったらしいことが窺える。フロイトが死の本能を「音も立てずに作動している」とみなすとき，それは自己に向けた破壊意図という観点からだった。その一方，フロイトが死の本能の出現を，エロスのそれと同じように，はっきり見えて，騒々しいとみなすとき，それは他者と世界を相手に外に向かっている。実際に本章で後ほど述べる重症患者の事例で，次のことを考える。つまり，思春期青年期の患者を相手にしたり，摂食障害の専門病棟に入ったりしたら，いたるところに出現する，はっきり見えて騒々しいものとは，生きて成長して発達したいという願望と，無生物なものに退行的に逆戻りしたいという願望との間の葛藤が，もたらしているものなのである。

　シーガル（Segal, 1997）は，フロイトは死の欲動を生物学の用語で説明したが，対立する本能の間の葛藤をあくまでも心理学の用語で同じように定式化することも十分に可能だと提起している。シーガルはこう書いている。

　　出生は私たちに，自らが必要としているものを巡る経験を突きつける。この経験に関連して，二つの反応がありうる。どちらの反応も，その比率は異なっていても，誰の中にも，いつも存在していると思う。一つは，自らが必要とし

ているものを求めて満足を得ようとする反応である。これは生を推し進める。対象希求や愛，そして最終的には対象への思いやりに通ずるものだ。もう一つは，存在を消滅させようとする欲動である。この欲動では，知覚し経験する自己だけでなく，自らが知覚したものすべてをも消滅させることが求められる。[Segal, 1997, p. 18]

その後でシーガルはこう書いている。

　　フロイトは，対象に向かう破壊性は，自己に向かう破壊性（自己破壊性）を自己の外部にそらすことで生じると説明した。この考え方は重要だが，私は，それだけではないと考えている。つまり，存在を消滅させようとする願望は，最初から，知覚する自己と知覚される対象の両者に向けられている。この両者を区別することはほとんどできないのだと思う。[Segal, 1997, p. 18]

　ここでシーガルは破壊性と自己破壊性を結びつけている。フロイトは，死の欲動は攻撃性という形で外に向かって自己からそらされると言った。しかし，それよりもむしろ，シーガルが言うように，死の欲動自体が，知覚する自己だけでなく，知覚されるものにも向けられ，「両者を区別することはほとんどできない」のである。死の欲動の衝動は，知覚する自己と知覚される対象の両者の存在を消滅させたいのだ。この考え方が臨床で関連してくるのは，拒食症の事例において，誰が，あるいは何が，攻撃を受けているのか，という問いを考えるときである。
　フロイトは，死の欲動は生命維持本能と融合されることで，その害を及ぼさないようになると書いている。私は，これは非常に役に立つ可能性を秘めた考えだと思う。というのも，重症の摂食障害の若者に見られるのは，死の欲動がリビドーから相当に脱−融合している事態だと考えられるからである。患者の中に，生に味方してくれるものがほとんどないように見えることがある。思春期青年期が発達の上で要求してくるものによって，そうした結果に陥る者が中にはいるのだと私は思っている。しかし，フロイトの考えは，希望を秘めた考えでもある。欲動が脱−融合するならば，再−融合する可能性だってあるからだ。若い摂食障害の患者が回復するときに起きているのは，まさにこれだと，私は信じて疑わない。私たちにわかるのは，患者が援助と支援をもらって生の側面を再び体験し始めると，それに応じて，破壊性も減っていくということなのである。拒食症患者は，強制されて体重を増やすことに同意しても，内的状況は何も変わっていないので，息つく暇もなく自分自身を容赦なく再び攻撃し始める恐れがある。生と愛による支配が，死の欲動を上回らな

い限り，拒食症患者にはそれ以外の選択肢が本当にないのである。

　フェルドマン（Feldman, 2000）は，この議論に対して，ある興味深い根拠を提示することで重要な貢献をしている。その根拠が示すところによれば，多くの患者の事例では，死の欲動によって患者もその対象も実際に死ぬわけではない。死の欲動によって無意識のうちに望まれている状況とはむしろ，フェルドマン（Feldman, 2000, p. 56）が書いているように，自己と対象が傷付き弱った状態のままにされ，永遠に死に続けている状況なのである。これをフェルドマンは，ベティ・ジョウゼフ Betty Joseph の瀕死への嗜癖の論文（Joseph, 1982）に関連付けている。これもまた，私たちが考察している患者の事例に非常に関連性のある考え方だと思われる。人が本当に自殺することを決意したら，そういう人を止めるのはほぼ不可能である。これは，精神病院や刑務所の日常が持つ恐ろしい現実の一部だ。拒食症患者の場合，本当に自殺する者もいるけれど，それよりもずっと多いのは，何カ月も何年も生と死の欲動の争いを実演し，慢性的な病気のまま，それでも生きている患者である。入院病棟は，こうした重い病に陥った若者が，生と死の欲動のあいだの葛藤を乗り越えし，願わくば，その状況を解決して先に進めるよう，社会によって提供される格闘の舞台だと見ることができる。

　クラインは，乳児は生まれたときから，死の欲動の力と戦うために，環境から良い経験を取り入れる必要があると理解している。そしてそれを，摂取の最初の過程と結び付けている。つまり乳児は，摂取の最初の過程の中で，良い経験――一にも二にも食べ物――を取り入れることで，内部で作動している破壊的な欲動の影響を和らげるのである。クラインにとってそれは，ほぼパーソナリティの内部の力の均衡の問題と言っていい。発達が順調に進めば，乳児の中の良い経験と良い感情の蓄積が，内部での破壊的欲動の影響を上回る。そして最終的には乳児は発達を支えてくれる両親を内在化するだろう。摂食障害になる若者の事例で明白だと思われるのは，発達を支えてくれるこうした内的状況がまったく存在していないことである。ならばこれから，その代わりに何が内部に存在しているのか，理解を試みてみよう。そして，それがどのように生ずるのかという問いに対して，何を知ることができるのか，議論してみよう。

　1923 年にフロイトは，自己の一部が，自己と対立する可能性がある状況について書いた。

　　　メランコリーに目を向けるなら，強過ぎる超自我が意識に対する支配力を獲
　　得し，この超自我があたかも，そのメランコリー患者の中で入手できるサディ
　　ズムのすべてを手中に収めてしまったかのように，無慈悲な暴力を伴って，自

我に対して怒りの声をあげていることがわかる。サディズムに対する私たちの見解に従うならば，破壊的成分が超自我の中に固定化されて自我に敵意を向けたと言うべきである。今や，超自我の中を牛耳っているのは，いわば純粋培養された死の本能なのである。[Freud, 1923b, p. 53]

　フロイトの言葉使いは非常に興味深く，それは自発的飢餓を見事に言い表している。拒食症患者は，何かぞっとするほど強力で悪質なものの言いなりになっていて，その支配下に置かれていると誰もがはっきり感じる。

　比較的健康な人の場合，その超自我は多少とも良性の構造だと予想されるだろう。つまり，超自我は，自我が現実を把握し，それに基づいて判断を下そうと努めるのを強化し支持してくれるものだ，と。しかし，フロイトが上で述べた超自我の話というのは，超自我が自己の生存と発達に献身するのではなく，自己の破壊に献身するように見える。この状況は，重症の摂食障害の事例ではっきりと実演される。つまり，患者は文字通り，自らの内部にある何ものかによって，飢餓と消耗を無視し，果てしない運動の離れ業や，いっそうの努力を要する摂生に取り組むよう命じられるのである。それはあたかも，患者が，敵と親しくするなと命じられているかのようにも見える——つまり，お前の自己を守り，お前の自己を破壊から救おうとする仲間たちとは，親しくするな，と——。

破壊的自己愛（ナルシシズム）

　死の欲動という着想から展開した考え方は，自己愛（ナルシス）的な心の状態に関する考え方に通じている。フロイトが，この種の自己愛（ナルシシズム）について書いたのは，分析の成功を妨げるものを扱った論文，「終わりのある分析と終わりのない分析」（Freud, 1937c）の中でである。しかしフロイトは，それよりも何年も前，レオナルドに関する論文（Freud, 1910c）で，初めて自己愛に言及していた。この論文の中でフロイトは，自己愛（ナルシス）的関係を，主体が自らを愛の対象にする関係として説明している。レオナルドは，若い弟子たち——これは，レオナルドの若々しい自己を表している——を愛した。母親が子どもの自分を愛してくれたとレオナルドに感じられていたように，若い弟子たちを愛したのである。こうして，レオナルドの心の一部は若い男たちに投影され，心の別の部分は母親に同一化するのである。

　自己と他者の分離を否認するときに自己愛（ナルシシズム）が果たしている役割に注目したのは，ローゼンフェルト（Rosenfeld, 1964）である。投影同一化を過剰に使用すると，対象と融合あるいは一体化する感覚が生まれる。これにより，対象に依存することが

できなくなる。レオナルドはまさにそれだろう。レオナルドは，若々しい自己を表している少年たちを愛することはできたが，少年たちに依存する必要はなかった。勝手に母親の属性と能力——その中には，授乳する能力もある——を自らが果たすことにしたのだ。ローゼンフェルトは，こう指摘する。はなから依存しようとしなければ，自らが必要としているものに満足に応じてもらえない，という喪失や欲求不満に関する不安は，厄介払いされるのだ，と。これは，対象の良さの否認，つまり対象の価値を認めることができない，ということでもある。ローゼンフェルトは，自分が必要としているものや，自分の脆さを，このように万能的に否認することは，羨望を防衛していることでもある，と述べている。私たちは自らが手に入れたいと思うような特質をすべて自分で持っているのなら，何にも羨望を感じない。後述するが，自らの羨望を認めることは，拒食症および過食症からの回復において重要な役割を果たすことが多い。

　その後の論文でローゼンフェルト（Rosenfeld, 1971）が述べたのは，パーソナリティの破壊的側面のせいで，患者の中の愛情に飢えた依存的な部分が助けを得られなくなるにもかかわらず，この破壊的側面それ自体がどのようにして理想化されるのか，という問題である。これは，依存して助けを得ようとすることに反対するパーソナリティ要素が理想化されるという作用であり，非常に破壊的なものだ。分析や心理療法では，それは治療者に対する優越感をもたらす——多くの場合，それはとても巧妙に表現されるのだが——。後ほど示す入院患者の事例だと，破壊的作用が勝利を収めるとき，それは治療チームに対する勝利感をもたらしている。今や分析家や治療チームは，患者には，自分の中の脆くて依存的な部分そのもの（しかし私たちはこれを，患者のよっぽど普通で病気ではない部分だととらえる）だと感じられ，その弱さゆえに，却下され，罰せられることになる。分析家や治療チームの中の誰かが，脆くて依存的な患者への接触を許されたならば，それによって，何が進行していたのかを巡り，途方もない不安と羨望，恥がもたらされるだろう。しかし，ここで不安や羨望，恥を認識することで現実に直面すると，それに対して破壊的要素が強力な抵抗を示すのである。

　ローゼンフェルト（Rosenfeld, 1971）は，破壊的要素が高度に組織化されるように見えることがあると指摘した。そして，こうした組織化を暴力団になぞらえ，以下のように言っている。

　　　こうした患者の破壊的自己愛〔ナルシシズム〕は，高度に組織化されているように見えることが多い。それはまるで，組長〔リーダー〕に支配された強大な暴力団〔ギャング〕を相手に取り引きしているみたいなものだ。この組長〔リーダー〕は，自らの暴力団〔ギャング〕の全組員〔メンバー〕を思い通りに操り，

犯罪的な破壊行為を組員（メンバー）全員でさらに効果的かつ強力に行うためお互いが協力するよう取り仕切っている……。破壊的自己愛（ナルシシズム）が何よりも目指しているのは，組織化が弱まらないようにすることであり，暴力団（ギャング）の組員（メンバー）を思い通りに操ることであると思われる。組員たちが破壊的な組織活動から足を洗って，健康的な自己組織の一員になったり，暴力団（ギャング）の秘密を警察に漏らしたりしてしまわないように。ここでいう警察とは，破壊的自己愛（ナルシシズム）から患者を守ってくれる超自我である。すなわち，患者を救うことができるかもしれない頼りになる分析家の象徴である。[Rosenfeld, 1971, p. 174]

死の布置（コンステレーション）と心的外傷（トラウマ）

　ハイアット・ウィリアムズ Hyatt Williams（1998）は，精神分析家として，さらには法医学の精神科医として臨床に携わる中で，自らが「死の布置（コンステレーション）」と呼ぶものを説明している。それは，死を巡って恐怖し空想し，死に心を奪われてしまうありさまが布置されていることである。ウィリアムズは最初，こうした死の布置が，殺人を犯した者の心の中に広く認められることに気づいた。ウィリアムズは考えを進め，これと同じ布置は，おそらく生の過程を攻撃するあらゆる者の心の中にあるのだろうと述べている。このとき，その生の過程が自分の中にあるのか，他人の中にあるのかは，問われないという。私の考えでは，ここには間違いなく摂食障害の患者も含まれる。第4章で私は，拒食症と過食症のいずれにおいても，殺人空想が——それは普通は無意識だが——その背後にあるように見えること，そしてどちらの病理でも，患者が心の中で両親を攻撃していることを示した。それに加えて，私たちが会う患者の多くは，かなり意識的に死にとらわれ心奪われているのだった。

　ウィリアムズは「死の布置」の存在には，いくつかの要因が関係していると述べている。ウィリアムズが治療した殺人を犯した患者の多くは，両親などから酷い心的外傷を負わされていた。殺人の犠牲者が，殺人犯を虐待した者に似ていたり，何らかの点で，それを象徴していたりすることもあった。殺人を犯した患者が，実際には身体的虐待の犠牲者ではなかった事例もあった。しかしそういう患者は親からの殺人的な投影同一化の受け手にされ，もう一方の親は子どもからの投影を包容（コンテイン）できなかったとウィリアムズには思われた。こうした経験は，ビオンが「名前のわからない恐怖」nameless dread[訳注1] と呼んだもの——これは存在の消滅の恐怖に結び付いている——でいっぱいになった感覚を患者にもたらしていたと想像してもよいのではないか。このことについては，後でさらに触れるつもりだ。ウィリアムズ

は，患者の来歴では多くの場合，「事故」が何度か起きて，そこで誰かが死んでいることにも言及している。

ユダヤ人のホロコースト生存者の第三世代に，神経性無食欲症の事例が数多く見られる。こうした若者たちとの治療経験から言うと，この若者が両親にとっては家族の新しい命という希望の星であるのだとしても，本人は自分が死で満たされていると感じていることが多いのである。

　　ホロコースト生存者の第二世代にあたる女性患者は，終戦時にこの国（イギリス）で生まれた。この患者は，自分が生まれたとき，両親がほぼ毎日，赤十字から電報を受け取っていたことを知っていた。それは，家族たちの中に，ヨーロッパ中の強制収容所で殺された者がまだまだたくさんいる，という知らせだった。結局，生き残ったのは自分たち家族だけだとわかった。その赤ん坊の誕生を取り囲んでいた包容し得ない悲しみの影響は，想像に難くない。忘れてはならないことがある——患者の両親は，自分の家族を全員失ってしまったのである。助けてくれる人は，誰もいなかった。悲嘆や恐怖，罪悪感の少なくとも一部が乳児に投影されることがなかったとしたら，それほど驚くべきこともまずないだろう。

　　ホロコースト生存者の孫娘であるもう一人の患者は，家族の身の上に何が起きたのかについては誰もがあえて触れない環境で育てられた。両親は，自分たちが子どもの頃に背負わされていたと感じた過去の悲劇を，自分の子どもには背負わせまいと強く心に決めていたのだ。患者は，10代前半に重症の拒食症になった。それは，飢餓をかろうじて生き延びた家族にとって，目の当たりにするのが恐ろしい光景だったはずだ。分析ですぐに明らかになったのは，ホロコーストを生き延びた祖母に対する患者の徹底した憎悪と恐怖であった。患者は，祖母のことを，傷付き，狂った邪悪な魔女だと感じていたが，しかしなぜそんなふうに感じるのかも，このことが自分を熱烈に好いている老女と本当はどう関連しているのかも，わからなかった。治療の過程で，患者の不安は，自分の家族の歴史への好奇心が芽生えてくるところまで和らいだ。そして真実が語られた。私はそれが，家族にとって傷が癒える経験だったのだと思う。

重症の摂食障害の罹患率が過度に多いもう一つの集団は，インド亜大陸からの移民である。次のことはしばしば忘れられている。こうした家族の多くは，たくさんの人々が虐殺され，村が焼かれ，何十万もの家族が命からがら逃げ出したインド・パキスタン分離独立[訳注 [2]]を巡る悲惨な出来事の後に，心的外傷を負った難民とし

てこの国にやって来たのである。そして，この惨事にまつわる未消化の記憶を新しく住む国に持ち込んだ。それなのに，この国の人たちは，この家族たちをここに連れてきたものが何だったのか，知らなかった。気に留めてもいなかった。移民たちは懸命に生きた。しかし，こうした家族は，精神的破綻や精神疾患，おそらくは家庭内暴力にも，とても至りやすい。家族の誰かの心の中に，「死の布置」が形成されやすくもなっている。

　こうした家族に共通して見られる重要な問題は，死が存在していたという事実ではない。どの家族にも死はあるのだし，死があってこそ家族の生があるのだから。問題は，死があまりに耐えがたい外傷で，その状況があまりに壊れやすく危険だと捉えられているために，喪が不可能になっていることなのである。若者の中には，その心の中に代謝されない死——考えることも，語ることもできない死——が姿を現す者がいるように思われる。

　フォナギー（Fonagy, 1999）は，心的外傷が世代を超えて伝達される可能性のある心的機制とはどういうものなのか，著している。フォナギーの研究は，第三世代のホロコースト生存者（直接の生存者の孫）の精神分析的治療に基づいている。それによると，養育者本人が怯えていたり，怯えさせたりする人物だと，乳幼児期の愛着行動が無秩序型[訳注3]になり，子どもは解離状態に陥りやすくなる可能性があるという。このような事例では，心的外傷に関連した観念が，それも統合されていない形で，親から受け継がれているのかもしれない。すると，こうした考えは適切に思考したり理解したりすることができなくなる。

　ここまでは，患者の抱える困難が，外界でのさまざまな心的外傷に由来すると思われる集団について述べてきた。次に考えたいのは，外側では非常に恵まれた生活を送っているのかもしれないけれど，心の内には不幸な要因があって，それと長い間，苦闘しているのかもしれない患者である。

　Mは，10年にわたって拒食症を患っている23歳の女性である。嘔吐と自傷もあり，何度か自殺企図をしていた。地元にあるいくつかの専門施設への入院歴があった。現在は，高度な資格を持ったスタッフを擁した，非常に高い定評と実績のある施設に入院している。入院は，これまでのところ20週間に及んでいる。入院当初，Mの健康状態は悪化した。血液検査の異常な数値が，肝不全の徴候を示していたのである。一対一の観察の下で，経鼻胃管による栄養補給が行われた。現在もそうした対応が継続中である。入院中，体重は増えてもせいぜい2キログラムだった。スタッフは，Mがどのように食事制限や嘔吐をしているのかを正確には知らないが，しかしMがそういう行為をしている

ことは知っている。スタッフはそれを,「不適切行為」と呼んでいる。

　Mは,他の患者との関係が極端に悪い。ひどく競争的になって,一緒の施設にいると自分は悪化してしまうと訴えるのである。経管栄養が与えられる前,Mは他の患者の食事によく手を出し,自分の食事を他の患者の皿に移したりした。現在のMは,同じように一対一の観察下で経管栄養を与えられているもう一人の患者と一緒の病室にいるが,この患者のせいでひどくなったと大声で文句を言っている。

　患者は目下,自らの治療を台無しにするのに時間を費やしている。MはBMIが12はあることを(まったく足りない!)どうにか証明した。しかし,恐らく10に近いというのがスタッフの見立てであり,Mの姿は,死に瀕している。隙あらば,Mはスタッフの誰か(例えば,栄養士)を他のスタッフたちから引き離して,食事の量を減らすことに応じさせようと試みる。中心的に看てくれている看護師(key worker)訳注[4]とMが話し合うと,いつも話題になるのは,もっと運動させろ,外出させろ,この時間なんで座らなきゃいけないのか,窓を開けて,といった要求のあめあられである。ここまで身体が危険な状態に陥っている患者にしては珍しく,Mは薬なしでよく眠る。そのためスタッフは,夜間の観察時間を限定することに決めた。患者はこの決定が不満で,夜間に多分,「不適切行為」を始めるから,と言うのである。

　患者自らが死に引きつけられていると同時に,それを恐れてもいるようでもある。Mは,国内でも指折りの専門の精神科医療チームの一つに対抗して自殺を図ろうとしている。そんなMを止めてくれるのは,この医療チームだけなのである。スタッフが夜間の観察を止めると提案したことが,Mを怖がらせたのだと思う。私の考えでは,Mはおそらく死を非常に恐れている。そして,死と隣り合わせでいようと決意することは,実際には,死を思い通りに操ろう（コントロールしよう）とする方法の一つなのだと思う。

　ビオンは,死ぬのではないかという恐怖について,それが乳児にとっては普通の経験であるかのように書いている。母親の役割は,乳児が普通に経験している,死ぬのではないかという恐怖を取り入れて消化吸収し,それを理解し,それに名前をつけることである。乳児にとっては当然の恐怖がこのように理解されることによって,乳児と母親がともに強くなる。そして,両者のきずなも強くなるのである。

　その一方で,乳児にとっては当たり前の,死ぬのではないかという恐怖が理解されることなく,この苦痛が母親によって取り入れられないならば,乳児には理解できないと感じられる桁外れの恐怖(ビオンの言う名前のわからない恐怖)が,乳児

にもたらされる。この乳児の状況は，重症の拒食症患者が気がつくと自分がいて，スタッフからどうしても理解してもらう必要のある状況に近いのではないか。しかしビオン（Bion, 1962）は続けて，死ぬのではないかという乳児の恐怖を母親が理解することを不可能にする，もう一つの状況がありうる，と述べている。

　最初に，K（knowledge：知ることによる）結合と呼ばれるものが説明されている。K結合は，母親と乳児，あるいは分析家と患者（つまり包容するものと包容されるもの）の間の関係である。この関係のもとでパーソナリティは互いに成長し発達することができる。ビオンによると，K結合を通じて，「経験によって学ぶための装置の基盤がもたらされる」（Bion, 1962. p. 62）。

　それに続けてビオンは，この過程を完全に逆転させた恐ろしいものを説明し，それを –K と呼んでいる。この –K という記号も，母親と乳児，包容するものと包容されるもの，分析家と患者，これら両者の間のつながりを意味してはいるが，しかし，–K のつながりだと，両者で意味を分かち合えたという感覚はどんなものであっても絶えず攻撃を受けると経験されるのである。–K では，包容するものと包容されるものはどちらもが，二人の出会いから生まれる意味を相手の方が悪意をもって剥ぎ取ってくる，と経験する。理解された感情という共有感覚を相手は返してはくれず，その代わりに，一つの関係性であったかもしれないのに実際はそうではなかった，という無価値な残骸を相手が押し戻してくる，と経験するのである。ビオンはさらにこう述べている。桁違いの恐怖や憎悪と呼べるものは，発達のように見えるあらゆるもの——これは新しい考えや新しい視点を象徴するものかもしれない——に向けて使用するために，取っておかれることになる，と。

　ビオンはここで乳児の状況と面接室の状況を念頭に置いていたけれども，私は，これまで述べてきたような重症の患者と，その患者を世話しようとしている医療チームとの間で起きているのは，–K のようなものに違いないと思う。Mは，自分のことや自分の意図が，完全に誤解されていると認識している。体重をさらに落とそうと試みることが破壊的であるとは，認識していない。一方スタッフは，Mが体重をさらに落とそうと試みることは破壊的だと間違いなく認識しているのだが，しかしMは，そういうスタッフのことを正しいとは，思っていないのである。それどころか，自分を取り囲んでいる対象が，自分の見方を理解しようとさえまるでせずに，自分の存在そのものを脅かすやり方で虐待してくると感じている。確かに，スタッフがMに強制的に摂取させる食事は，患者の命を救い成長させるための栄養ではなく，ビオンの言う「無価値な残骸」に過ぎないように思われる。

　同じようにスタッフも，患者は，自分たちが努力してやっていることを，故意に悪意をもって誤解していると感じている。スタッフがこの組織に雇用されたのは，

患者が少しずつ変化し生きたいと思えるよう，患者の命を救うためである。スタッフは，社会や公共の文化に対して，こうした大変な問題を抱えた若者が生きていけるように援助する義務があると感じているのかもしれない。何よりも，スタッフ自身が優しい性格で，傷つけるのではなく，傷を償いたいと思っているのかもしれないのである。それにもかかわらず，そういうスタッフが，問題への解決や発達への第一歩を可能にしてくれるものの一つとしてではなく，問題そのものとして患者に認識されているのである。このときにひときわ強烈なのは，こうした心理的な過程が施設の環境内ではっきりするときの具象性である。

　だから状況としては，どちらの「一派」も，自分たちの行動と意図を完全にわざと誤解する相手との戦いで抜き差しならない状態に陥っている。ビオン自ら，発達に対するこの猛烈な攻撃を引き起こすものは何なのか，という問いを発っしている。ビオンの答えは一語に尽きる。羨望だ。ビオンはここで，乳児の母親に対する羨望，あるいは患者の分析家に対する羨望を考えている。私は，羨望の役割を慎重に検討したい。その後で，–K 結合に立ち戻り，羨望が –K 結合の要因の一つとして関与している可能性を提起するつもりである。

羨望とその防衛

　羨望は，多くの深刻な精神疾患の発生に関与している可能性がある。摂食障害もその一つだ。死の欲動，および成長と創造性に対立するパーソナリティ部分を論じる中で，今から羨望について議論することを，意外に思われるかもしれない。私たちの大半は，自らに目を向けたり，他者を観察するうちに，羨望をよく知るようになる。それにもかかわらず，きわめて重要な関係が蝕まれたり，個人の性格の発達が妨害されるとき，そこに羨望が果たしているであろう重大な影響を，私たちは過小評価しているのかもしれない。とりわけ羨望は，信頼し合える依存関係を作る能力を損なう。これは，摂食障害になる人に非常に特徴的な困難の一つである。

　羨望が持つ破壊力を認識し，羨望は死の欲動の現れであると断固主張したのは，メラニー・クラインだった。羨望が死の欲動と関連している理由は，羨望が，愛情に満ちた関係を攻撃し蝕むおそれがあるからである。羨望は，事実上，愛を憎しみに一変させる。クラインは，出生したときから生得的な衝突が生と死の欲動の間で始動していると考えている。クラインに言わせれば，発達が進んでいくとき，乳児は心の中に，総合してみれば自分を愛し支えてくれる母親像を定着させる必要がある。では，これはどのようにして生じるのだろうか。良い経験が繰り返されることによってだ，とクラインは言う。そして，この良い経験は遡れば，授乳関係，つま

り乳児が母親の乳房と経験する最初の接触に関連しているというのである。

　どんな人間関係でも欲求不満は必ず生じる。この欲求不満が乳児に，母親とその乳房を悪いものとして事あるごとに経験させるようになる。最初，赤ん坊の未成熟な自我は，母親／乳房を，良い母親／乳房と，悪い母親／乳房とに分裂させる。その結果，良い母親，という経験は，欲求不満をもたらす悪い経験によって損傷を被らないで済む。しかし，羨望が，成長発達している関係に影響を及ぼすと，母親の良い側面こそが恨まれ攻撃される。母親が乳児に授乳し世話する能力それ自体が，羨望の発生源になるのである。このような乳児的羨望は非常に病理的であるが，幸いにも，おそらくめったに生じない。羨望の程度が非常に強いと，発達早期の母子関係に深刻な障害が生じるだろう。これが，著しい授乳困難や「発育不良」をもたらす要因の一つになっている可能性が十分にあるのである。羨望があっても，その程度がそこまで深刻でなければ，乳児はおっぱいを飲もうとする。しかし，授乳経験を価値下げし，感謝をまったく感じないでおこうとするのだ。

　思春期青年期，そして成人期には，過度の羨望が影響を及ぼすことがある。なかでも，羨望を感じないために使用される防衛が，それである。どんな人でも，自分に欠けている資質を持っていると思わせられざるを得ない他人に対しては，羨望の気持ちが湧くものだが，摂食障害になる人は自分自身が羨望を感じていることを耐え難いものだと思うことが多い。他人の成功を目の当たりにし，自分の欠落と不出来さを感じるのは苦痛かもしれないが，それでも，そう自分が感じていることを少なくとも自分自身に対しては認めて，それによって自らが蝕まれ過ぎないようになることは，私たちの現実との関係を開くものである。

羨望に対する防衛

　羨望は苦痛な感情である。人間が陥りやすい最も苦痛な感情の一つかもしれない。自分とは違う人間が特別な才能と資質を持っていることを認め，さらには，それが理由で自分がその人を憎んでいるのだと認めると，そのような反応をしたことに対する罪悪感を必然的に負うことになる。乳児や幼い子どもは，そうした罪悪感が要求してくるものに意識的にはうまく対処できないのだが，それにもかかわらず，母親と母親の創造性に対して自らが心の中でしてしまった攻撃に関するひどい不安に苦しむのである。

　一生を通じて，自我は羨望の痛みから自らを防衛し，羨望を無意識のままにしておこうとする傾向がある。羨望を否認して感じないようにするために非常によく用いられる方法の一つは，この方法が使えなければ称賛の対象となり，ゆえに羨望の対象にもなる人物を蔑むことである。しかし，そのような蔑みが起きていることが，

すぐにはわからない場合もある。

　　ある女性患者は繰り返し，自分の治療者である女性のことを，どこか聖人の
ような人物だと言った。治療者は自ら選んだ専門職に従事するために，世俗的
な成功の機会を全部あきらめたのだ，と患者は言うのである。権力と富はこの
治療者にとって――自分とは違い――重要ではないと患者には判断されたので
ある。そういう患者は，有力で裕福な家柄の出だった。実際には，その治療者
は専門分野においてそれなりの地位にある精神分析家だったが，患者は何とし
てでも，この事実を知らないようにしていた。ついに患者が事実を知ることを
受け入れたとき，患者と治療者の両者ともが，羨望に溢れる患者の攻撃が全開
となる現実に向き合わなくてはならなかった。

　羨望が本物だということを否認するもう一つの方法は，羨望の対象となる人物を
理想化することである。この場合，その人物が非現実的なほど高く評価されてしま
うため，ひとはその人物と自分とを比べることすらできなくなる。これこそ，私た
ちがセレブやスターと呼ばれる人たちのことを，その成功ゆえに憎むなどというこ
ともなく，なんとかあそこまで高く評価し続けるときの手法である。ひとは，大変
賞賛されている誰かが自分にはないものを持っていたとしても，その人物が理想化
されてさえいれば，憎しみを感じなどしない。これは，摂食障害の患者が母親や治
療者や看護師をときにつかまえて離さないでおこうとするときの態度である。しか
しながら，ほぼ間違いなく，これは最終的には破綻する。
　羨望を感じる事態に対して最もよく使用される防衛の一つは，羨望を投影するこ
とである。つまりこれは，相手が羨望を感じていると想像したり，相手に羨望を感
じさせようとすることである。多くの点で，羨望に対するこのような防衛は，摂食
障害でかなり明白な特徴である。誰よりも痩せている必要があるということから確
かに連想されるのは，他人に羨望を感じながらも，しかしこの羨望に耐えられない
子どもである。学校の成績を上げることに躍起になりすぎるのも，他人が自分より
も「上にいる」ことに耐えられない子どもを連想させる。思春期青年期の拒食症患
者が，学業上の目標に向かって邁進するときのひたむきさは，通常の子ども同士の
競争とは質の異なるものである。これも羨望に基づいているのではないだろうか。
まるでランニングマシーンの上で働き勉強しているみたいだ。そこには，当然ある
べき満足感はない。他人が何をしていて，自分の周りで何が起きているのかという
問いを，頭から消し去ろうとしている。こうなると，その活動を動機付けているの
が羨望だとは，本人にはわからない。それどころか，自分のことをまさに特別な存

在だと感じる。自分には特別な資質があり，他人のそれとは比べものにならないと感じるのである。一種の自己理想化である。逆説的だが，重症の摂食障害になる子どもの多くは，もともとは友達から羨しがられていたのである。多くの場合，こういう子どもたちは知的にとても高く，（もちろん）痩せている。その上，助けを必要としない性格であることが多い。他人を必要とせず，その年頃なら当たり前の不安定さや自己不信に苦しんではいないように見える。もちろん，事実はそれとはまったく逆である。しかし厄介なことに，こういう子どもは，自らの安心を得るために他人を当たり前のように頼りにする，ということができない。その代わりに，どんな助けも必要としていないように見せることで，ある種の安心感を得るのである。

エリザベス・スピリウス Elizabeth Spillius（1993）は，いろいろな種類の羨望について非常に興味深い説明をしている。その中で，与える関係／受け取る関係にある特質に注目している。スピリウスは，受け取る過程で生じる困難の中には——ここで受け取るものが食べ物であろうと，それ以外の世話や助けであろうと——，それがどのようにして提供されたと認識しているのかによって決まってくるものがあるのかもしれない，と述べている。受け取る側が，与える側は惜しみない親身な気持ちで，他人の幸福を心から思いやって何ものかを提供してくれているのだ，と認識するならば，たとえ羨望が刺激されることがあったとしても，感謝の気持ちも同時に湧き上がる可能性がある。これによって，羨望に満ちた気持ちを認めることができ，ゆくゆくはそれをワークスルーすることができるかもしれない。そして最後には，感謝の気持ちが発達するかもしれない。

しかし受け取る側が，与える側がそうしているのは，嫌々だし不本意だし，ひょっとすると敵意を向けてもいるんじゃないか，と認識するならば，羨望の感覚だけでなく，貪欲の感覚も増すかもしれない。それは，能力に恵まれているのに出し惜しみする対象から，受け取る側ができる限り多くの満足を得てやろうと決意するようなものである。

受け取る側の認識として，また別のものがありうる。このとき，与える側は受け取る側に関心があるわけではない。そうではなくて，与えられるものをたくさん持っている人として見られることに関心があるのである。これは言い換えれば，与えることが，他人の幸福を思いやる行為ではない。そうではなくて自己愛的な動機に基づく行為だということだ。このような認識が受け取る側の心の中にある場合は，喜び満足し，感謝する心が発達することは非常に難しいかもしれない。たくさんの食べ物，つまり豊富な解釈が与えられていても，受け取る側からしたら，何一つ与えられていないと感じられるかもしれないのである。

Bという男性は，自分の分析家である女性のことを，賢いけれども虚栄心の
強い自己愛的な奴だと見なしていた。Bの想像するところでは，この分析家は
他人よりも優れていることを証明するために分析家になったのだ。とりわけB
本人に関わることで言うと，Bには解釈が，Bの不出来を強調する目的で，分
析家がどれほど洞察的なのかをこちらにひけらかしてくるという分析家の手口
に聞こえていた。分析家の意図をこのように悪い面だけで捉えてしまうので，
Bに感じられるのは，羨望や屈辱，そして与えられるものはすべて台無しにし
てしまいたいという欲望以外のものにはなりにくかった。

　Bが見た次の夢は，自分がそこにいると本人に感じられている場所を，知ら
せているのだと思われる。Bは，どこかの森の中に連れて行かれていた——無
理矢理そうされたとBは思った——。そこには，豪華なごちそうが並んでいた。
たくさんの料理があったが，それらはお互いにほとんど関連していなかった。
しかし共通点が一つあった。どの料理も「金箔」か，ひょっとすると「金の絵
の具」か，あるいは「ただのキラキラ光る飾りかも」といった色合いに見えた
のである。いずれにせよ，金色のものは料理の見栄えは非常に良くしていたけ
れども，これのせいで，Bはこの料理が食べられなくなった。場所が変わった。
そこでBは，どの食べ物も濡らしてしまい，肉挽き器のような器具を考案して，
それをどろどろのペースト状のものにしていた。これで完璧に食べられるだろ
う。しかし実際のところ，Bはもはや空腹ではなかった。

　金色の質感は本物の金だったのかもしれなくて，Bが分析の解釈をどう捉えてい
たのかが反映されているように思われる。しかしBは何はさておき，私がBを感
服させようとしてキラキラ光る飾りものを使っているに過ぎないのだと確信してし
まい，分析的な食べ物を受け取れなくなったのだと思う。だから，それは食べられ
ない。しかしBは，分析の食べ物を，食べられる——つまり羨ましいと思わない
——形状に変えることができる。そのとき使用されるのが，私が思うに，おもらし
をし，大便で汚す，という原始的機制だったのである。しかし，分析の食べ物を別
物に変え汚してしまったら，Bにはもうそれが必要だとは感じられないのだ。

　この章では，パーソナリティには死をもたらす側面があって，それが摂食障害で
出現することを述べてきた。私は，ロナルド・ブリトン（Britton, 1998, 2003）に
よる最近の仕事を参照して，本章を締め括りたい。ブリトンは，人間性の一側面と
しての異種殺戮[訳注[5]]の衝動について書いている。異種殺戮の衝動が他人よりもずっ
と目立つ者がいるというのである。そして，この衝動は，非自己であるもの——自
分以外の人間から生まれたもの——であれば，どんなものであっても嫌悪するとい

うことによって特徴づけられるという。ブリトンは，本章の冒頭で引用したシーガルと同様，自らが必要としているものを消滅させてしまいたい願望と，自らが必要としているものを求めて満足を得ることができる可能性とが，人間関係において本質的に常に存在しうると考えている。ブリトンは，人間の発達が順調に進む場合，両親からの，そして両親への愛情によって，この異種殺戮の衝動がどのようにしてたいていは緩和され補償されるのかを，感動的に描写している。ブリトンの考えによると，羨望は，異種殺戮が，激しい強欲といくらかでも結合したときに生じる。つまり，他人の中にあると認識された良い側面や性質を獲得したいという強い衝動にかられると同時に，自分の外側に存在するあらゆるものを憎悪するときに，羨望は生じるのである（Britton, 2003, p. 126）訳注[6]。

　自己ではないものなら何であっても憎悪するという考え方は，最も重症の摂食障害を理解する上で，きわめて役に立つ考え方だと思う。この考え方は，第2章で述べたフェニケルの1940年代以降の考えとつながっている。フェニケルは，ヒステリー症状に過ぎないのかもしれない摂食障害と，パーソナリティ全体や現実との関係に広汎な障害が本当は及んで，それが外見上に表れる摂食障害とを，区別している。異種殺戮があまりに強いと，個人の全体的な発達が妨げられる。よってブリトンが着想した異種殺戮は，フェニケルが述べたものをもたらす重要な要因の一つなのかもしれない。

　ここで，ビオンの−Kの考え，つまり，お互いがわざと相手を誤解するという態度に根ざした，おぞましい関係の姿に話を戻そう。ビオンは，この状況は羨望に基づいていると提起した。ブリトンは羨望を，他者のものをむやみにほしがる強欲と異種殺戮との複合体として理解した。私は，ブリトンによるこのような羨望の理解の仕方がここで非常に役に立つと思う。患者Mの異種殺戮の衝動は，他の患者への嫌悪だけでなくスタッフへの嫌悪からも明らかである。スタッフは，Mに摂食強制せざるを得ない。なぜなら，自分から発生していない「異物」については，Mにはそれがどんなものであっても，取り入れることに耐えられないからである。最も重症の拒食症の症例を治療するときの大変な難題の一つは，看護スタッフが，患者からは，−Kで仕事をしているように見えることである。つまり故意に誤解をしているように患者には見えるのである。苦痛を伝達しようとする患者の試みから，それが意味しているものを看護スタッフは剝ぎ取ろうとしているように患者からは見えるのだ。これが，ある程度の強制が避けられない入院施設において，真の理解と思いやりが伴うような関係構築にスタッフが尽力することがきわめて重要になる理由である。個別の患者と，特別に任命された看護師との間の関係構築の仕事は，しばしば「キーワーク」（key work）と呼ばれている。これは，本当にぴったりの

呼び名だと思う。というのも，この仕事は，患者の最終的な回復への鍵を握っていることが非常に多いからである。入念なキーワークによって，Ｍとその看護師が陥っているような恐ろしい状況が生じることを（必ずとは言えなくても）防げることもある。

　この章では，フロイトがリビドーに並置される生得的な力として仮定した死の欲動という精神分析の考えについて述べた。死の欲動という考えは，摂食障害の患者，とりわけ非常に重症な患者について考えるときに，心に留めておくと，きわめて助けになる考えだと思う。私は，以下のことを提示した。拒食症と過食症にある死をもたらす側面は，心的外傷と関連していることがある。その一方で，患者によっては，死をもたらす側面が発達上の困難の結果であることもある。後者の，発達上の困難は，乳児期における早期関係に由来するものだと思われるが，体質要因も関与している訳者[7]。

第8章

アセスメント

　どんな摂食障害も深刻に考える必要があるが，しかし摂食障害の患者を比べてみると，実際には特に病気の重い患者がいることがわかる。神経性無食欲症の症状は，どの患者でも驚くほど一貫している。それは神経性過食症でも同様である。もちろん，症状の重さには差があっても，援助がないと摂食障害の症状は通常悪化すると言ってよい。今はそこそこひどい症状の患者が，援助がないと，数カ月すれば非常に重い症状になってしまう危険性が十分にある。したがって，状態の深刻さや危険の度合い，そして予後について判断を下すのは難しいこともある。十分なアセスメントを行うためには，臨床家にはできるだけ多くの知識と理解が必要とされる。アセスメントの章を，本書の終わりに置くゆえんである。

体格指数

　体格指数（Body Mass Index：BMI）は，神経性無食欲症の患者がどれほど深刻な体重不足のおそれがあるのか，したがってどれほど身体的に脆弱であるおそれがあるのかを表す略記法の一種である。BMI は，体重（キログラム）を身長（メートル）の 2 乗で割った数値である。正常あるいは標準の BMI は 20 前後，15 は深刻な痩せすぎ，25 から 30 は太りすぎ，30 以上は肥満とされる[訳注 [1]]。このような計算結果は診断と予後の補助にはなるが，熟練した経験豊かな臨床家の判断に取って代わることはできない。BMI は，患者の身体の状態については教えてくれるものがあるが，しかし心については何も教えてくれない。次に見るように，BMI と心は関係はあっても，必ずしも直接的な関係ではない。例えば，BMI は劇的に低いわけではなくても，心理的な意味では，非常に憂慮され，緊急に治療を受ける必要があることを暗に示しているような患者が，私たちのところにやってくるかもしれない。拒食症患者は，体重が増え始めるときに，心理的には最も脆弱になっていることがある。体重増加が始まると，飢餓による合併症の危険性はなくなるかもしれないが，しかしそれは，重い抑うつ，中でも自傷を伴うおそれもある重い抑うつの始まりを

告げていることが多いのである。

　専門機関の中には，摂食障害の患者一人ひとりの病気の深刻さをアセスメントする試みを推奨しないところもある。その代わりに提唱されるのは，認知行動療法などの比較的簡易かつ短期の外来での介入の試みである。これで改善が見られないときは，もっと複雑な治療が推奨される。このやり方で進めていって，何をもってしても改善が見られないとき，最後に入院となる。このやり方は理にかなっているように見えるかもしれない。しかし私は，治療計画を立てる前に，どうしても一人ひとりの患者のアセスメントを注意深く徹底的に実施しなくてはならない理由があると考えている。もちろん治療計画はいつでも見直される。患者の反応に照らして，再評価されうるし，そうすべきである。

　ここで，一人ひとりの患者をできるかぎり完全に注意深くアセスメントすることが必要不可欠だと私が考えている理由を，いくつか挙げてみる。

　摂食障害の症状を呈する若者には，本人とだけでなく家族も含めて，できるだけ早急に面接する必要がある。摂食障害の症状を呈する患者の中には，虐待とネグレクトのどちらも／どちらかを受けたことがある，あるいは今まさに受けている者が，少数だが無視できない数いる。このことについては，第3章でもっと詳しく論じた。症状に対する援助を提供しようと試みるよりも前に，こうした若者の保護に関わる事態を見過ごさないことが，きわめて重要なのである。摂食障害が本当は助けを求める叫び声であることがある。

　　数年前に私は10代の若い女の子の面接を依頼された。不安そうな母親は，娘が拒食症だと確信していた。会ってみると，確かに，この患者は抑うつで，体重が減り続けていた。しかし，耳が聞こえないことも，はっきりしていた。こうして明らかになったのは，患者が生まれつき，正常な聴力の20%しかなかったという事実である。患者には補聴器は与えられていたものの，このシングルマザーには，重度の障害児を産んだことが受け入れられなかったようだった。女の子本人は，混乱し引きこもった。障害を持って成長するならどうしたって助けを必要としていたのに，母親は助けを求めることができなかったのである。母親も娘も援助を必要としていた。そして，援助が効を奏した。体重と食事摂取量についての懸念が，すぐに払拭されたのである。患者の生活とその家族関係という環境を無視して，摂食障害によるものかもしれない症状を治療しようとしていたら，それは明らかに悲惨で代償の大きい過ちだったことだろう。

　少数だが無視できない別の患者として，心的外傷を負った患者，ないしは，心的

外傷を負った家族や集団の一員である患者がいる。ここには大切な家族の死が関連していることがある。さらに，この心的外傷は世代を超えて伝達される可能性もある（そうした例については，第7章を参照）。臨床経験から言えるのは，症状が外傷的な出来事に関連している摂食障害の患者は，そうではない摂食障害の患者と比べて，病気から回復する見込みがずっと高いということである。もっともそう言えるのは，心的外傷を認識し，それに取り組む場合だけである。心的外傷が見過ごされてしまえば，そうは絶対ならない。注意深くアセスメントをすれば，患者の来歴に心的外傷がある可能性が示されることがある。

　ここでアセスメントの過程について少し詳しく考えてみよう。これから述べる内容の大部分は，ごく当たり前のことのように思われるかもしれないが，それでも述べる価値はあると思う。私は経験上，十分なアセスメントが一度も記録されないまま，入退院の段階を迎える患者がたくさんいることを知っている。

　役に立つ良いアセスメントを行うときに一つ大事な鍵を握っているのは，注意深く来歴を聴取するということである。患者は，紹介されて来た時点では，自分の来歴を話せる気になれないかもしれないし，家族は家族で必死の思いだろうから，こんなふうに話をして質問に答えていても時間の無駄だと家族の者も思うのかもしれない。長い時間をかけて事例を縦断的に見てきた私たちの経験から言えるのは，紹介されて来た時点で来歴をきちんと聴取しておかないと，その後に来歴が大幅に補足されることはおそらくないだろう，ということである。最初に来歴をちゃんと聴取しない態度によって，次のような臨床家が出現する。すなわち，そういう臨床家は，本当なら最初の紹介時に少なくとも部分的には解決できたかもしれない疑問に，自問自答するのである。

　詳しい来歴を知るには，患者とその家族に事実に関する質問をするだけでなく──これも大事ではあるのだが──，家族内の関係性を多少なりとも理解しようとすることが必要である。例えば，アセスメントで母親に尋ねてみれば，現在は10代の娘には乳児の頃に深刻な授乳困難があったと報告されるかもしれない。アセスメントを行う者（アセッサー）は，事実だけが得たいわけではなく，この事実が患者と母親との関係や患者の発達上の関係にどういう影響を与えていたのかを知りたいのである。母親は誰に援助を求めていたのか？　父親は関わっていたのか？　あるいは，ひょっとしてこれが，母娘関係の困難──しかしそれはいつも見つけにくい秘密の場所にある──の始まりだったのか？

　患者とその家族が，過去について臨床家と一緒に考えたがらない場合には，アセッサーは，自分の方法の正しさを進んできちんと説明すべきである。これが身体の病気であれば，診断をするためには身体の来歴ができるだけ必要になるだろう。摂食

障害の場合であれば，問題となるのは，心理的な来歴，つまり心の来歴である。だから，心の来歴ができる限り必要だし，不可欠なのである。両親と患者とが次の理解を持っておけると助けになる——神経性無食欲症や神経性過食症とすでに診断されているかもしれないが，しかし診断名自体は臨床チームにあまり大したことは教えてくれない。最善の方針を決定するためには，それでは足りないのが本当のところなのだ——と。家族には，次のことを伝えておくのが役に立つかもしれない——患者の成長発達を妨げているものがあるように思える。だからこのような思いがけない症状が出てきてしまった——と。患者の何がうまく行っていなかったのか，そして今何がうまく行っていないのかについて考えることを手助けしてくれるのに，患者本人とその家族ほどふさわしい人物は，他にいないかもしれないのである。

　アセスメントの目的が，単に情報を収集することではないのは明らかだろう。それは，患者との対話の始まりである。患者が年若ければ，家族との対話の始まりでもある。私たちは，患者やその家族が「答え」を持っているとは思っていないけれど，アセスメントは，患者やその家族に自分たちが置かれている状況について考えてもらう一つの機会なのである。

　アセッサーには，患者とその家族が提供してくれるものを頼りにするだけでなく，自らの観察能力を働かせる機会もある。アセッサーにとっては，患者が自分とどういう関係性を築くことができるのかを意識しておくことが，とても重要である。患者は，アセッサーと情緒的に触れ合えるのか？　そして，それに耐えられるのか？　患者はこちらが予想していた通り，不安そうなのか，そうではなくもっと冷淡で見下してくる感じなのか？　患者には荷が重すぎて手に負えなくなったことについて，本人が助けを求めている感じが，面接の中に少しでもあるのか？　そうではなく，すべてを知っているのは自分だと内心では自信満々な感じなのか？　拒食症の患者が，家族からの心配を真剣に受け止めていると家族に信じてもらおうとして，その実，家族から邪魔されないために「助けを求める」ことに同意するという話は，珍しくもなんともない。家族に迎合しておけば何も変えなくてもすむ，と患者が考えている可能性は十分にある。これが事実であるときには（これは程度の差はあれ，よくあることである），アセッサーにとっての課題は，患者本人は本当は変わりたいとは思っていない，という事実も含め，今何が起きているのかについて患者に真に関心を持ってもらうことである。

誰がアセスメントを行うべきか？

　患者との最初の面接は，家族と合同か，患者とだけか，そのどちらかになるわけ

だが，たとえ誰が実際に患者に最初に会うにしても，経験上はっきり言えることがある。それは，アセスメントおよび初期治療に関する計画は，患者を治療することになるチームによって作成される必要がある，ということだ。

タヴィストック・クリニックでは，一人の治療者による個人療法が提供されるとしても，多職種チームを背景に治療方法が決定され，その作業が維持される。摂食障害の専門チームは，病院が拠点でも，地域社会の事業でも，さまざまな領域の精神保健の専門家から構成される点で共通している。チームには通常，以下の専門家が含まれるだろう。看護師，精神科医，心理士，成人および／または児童・思春期青年期の心理療法士，そして栄養士。芸術療法あるいは演劇療法の専門家が入る可能性もある。

実際に患者と最初に接触するのは上級看護師であることが多い。しかし，紹介された患者との最初の面接の後にチーム内で行われる話し合いがいかに価値あるものかは，すでに私たちの知るところである。スタッフの専門性が異なると，それぞれがアセスメントの過程で異なる強みを発揮することになる。例えば，看護師は患者を注意深く観察するように訓練を受けている。理系出身の栄養士であれば，細部に十分な注意を払うよう訓練を受けてきたので，詳細な質問をするのが得意であることが多い。

アセスメントの過程が，患者が専門機関を受診する前に始まることもある。

Ｓは，広告業界で働く28歳の女性である。Ｓが地元の専門外来機関に初めて紹介されたのは，非常に心配した母親が，そこに勤務している顔見知りのスタッフの一人に連絡を取ったことがきっかけだった。母親によると，娘は神経性無食欲症を患っているが，ほぼ１年間病気のままで，地元の一般診療所で診てもらっているのに悪化の一途をたどっているという。当該のスタッフは母親に，この専門機関で会うことはできるが，一般開業医（GP）から紹介してもらう必要があると説明した。2，3週間して，医師からの紹介状が届いた。そこには，この患者を何度か面接したことのある開業カウンセラーからの報告書が同封されていた。この男性のカウンセラーからの報告書には，Ｓは大変なこともあったけれど，今は回復してきており，自分としては専門機関への紹介が必要だとは本当は思っていない，と書いてあった。

紹介状が届いたのとほぼ同じ頃，患者自ら，紹介の進捗状況を問い合わせる電話をかけてきた。その電話は，アセスメントに関連してＳと会う予定のチームのメンバーにつながれた。Ｓは強い口調でこう訴えた――自分には助けが必要なのに，あのカウンセラーとうまくいっているとは感じられない！――と。

さらにＳは，自分の問題に取り組み始めないと，長年の関係が危うくなると懸念を表明した。この電話の後，チームのまた別のメンバーがカウンセラーに電話したところ，カウンセラーは自説を再び主張した。患者は重い病気ではなく，紹介は本当は必要なかったのだ，と。そして，患者と面接を続けるつもりだ，とまで言うのだった。

　チームはこの状況について話し合った。そこは地域の専門機関であり，普通は，その地域の一般診療所が紹介が必要だと見なさないと，紹介患者は受け入れないのである。カウンセラーとは違って，ＧＰは患者を紹介してきたし，患者自ら紹介を受けてほしいと電話してきていた。患者と電話で話をしたスタッフは，Ｓは助けを求めているのだから，ここで治療を受けるべきだと強く感じていた。このスタッフは，ひょっとしてあのカウンセラーにはこの患者を誰にも渡したくないところがあって，だから専門チームに紹介したがらないのではないか，と訝っていた。最終的には，患者とカウンセラーに手紙を書き，ＧＰに写しを送り，以下のように説明することが決まった。この機関にはＳに会って治療が必要かどうかアセスメントを始められるスタッフがいるけれども，そのためにはすべての関係者が，紹介が必要だという点で意見が一致していることが必要である，と。そこから数週間が経過した。この間に，Ｓの母親が心配して再度，この機関に働きかけてきていたが，ここに至ってようやく，カウンセラーと患者と医師の三者で紹介が適切であると合意したことが確認できる連絡が入った。

　Ｓが初めてこの専門機関を受診したとき，心理療法士には，その状態がどれほど深刻なのかをアセスメントするのが本当に難しかった。標準体重をはるかに下回ってはいたが，身体面での危険はなかった。自分には助けが必要だと言うわりには微笑んでもいて，騒ぎ立てたくないと言い，母親が大袈裟なのだと言いたげだった。微笑みながら，たびたび今にも泣き出しそうに見えた。こういうＳにアセッサーは大いに混乱させられた。非常に張りつめて居心地の悪い雰囲気が作り出された。Ｓは，仕事と最近の人付き合いでとても傷付き自信をなくす体験があったとも語った。恋人と家族は良い人で，すごく支えてくれているとＳは何度も言うのだが，アセッサーにはＳが，一人ぼっちで支えがない人のように感じられた。

　結局わかったのは，離婚した両親はどちらもＳを相当独り占めしたい人で，Ｓがどちらかの親と過ごす時間，もう一方の親は嫉妬しがちだったということだった。もちろんこれはある意味では両親がＳのことをどれほど気にかけていたかという証拠ではあった。しかし，両親へのあらゆる接触を，極度に緊張

を強いるものにもしていたのである。

　アセッサーが他のメンバーと話し合った結果，患者は，本人が認識できているよりも，ひょっとしてもっと重い抑うつなのかもしれないという見立てが提起された。それはまるで，本当は大丈夫なんかじゃないと患者にはよくわかっているのに，何もかも大丈夫と言って，両親とカウンセラー，そして心理療法士を安心させなければならないようなものだったのである。患者を助けようとしている専門スタッフも，自分たちが気づかないうちに，患者の両親のライバル関係と独占欲を体現していたように思われた。患者は，開業カウンセラーが与えてくれる援助では足りないことに，強い罪悪感を実際に感じているようだった。だから，自分の苦難の程度をできるだけ小さく見積もってきたし，カウンセラーがいかに自分を助けてくれていたかを力説していたのだと思われた。

　アセッサーは心を打たれた。というのも，他人を不安にさせないためには，自分の苦難をできるだけ小さく見積もり，それを押し殺さなくてはいけないと感じてきたSが，それにもかかわらず，自分に必要だと思っていた専門的な援助にこうしてたどり着くことができたからである。

　自分はなんて悪い人間なのかと思って，Sがどれほど落ち込んでいたことか。そして，そういうことは秘密にしておかなくてはいけないのだとSは思ってきた。するとなおさら，自分が悪い人間だと感じられて，落ち込んでいたのである。しかし，今回，そういう事実を自分で認められたことで，最終的にSはとても安心した。それからほどなくして，さらにSが発見したことがあった――自分が本当はいかに両親に怒っていたか。そして，両親の嫉妬によって，自分の人生を生きる大人としての娘ではなく，「愛の綱引き」という名の親権争いに巻き込まれた小さな子どものように感じさせられることが，いかに多かったか――と。アセスメントの過程で，Sは自らの摂食障害がどの程度のものなのかを，もっと打ち明けるようになった。運動で非常に厳しく苛酷な摂生をしていたのだ。ジムに通うだけでなく，仕事が終わると長い距離を一人，苦痛で顔を歪めながら歩いて帰宅し，家にたどり着くのは夜の8時を回ることが多かったという。しかし，誰もこのことを知らなかった。

　これは，いくつかの点で，興味深いアセスメントであった。その中でも特筆すべきなのは，一見すると矛盾していそうないくつかの徴候が，アセスメントの中に含まれていたという点である。まず，Sは実際は重い抑うつだったのだが，摂食障害を使って自分と他人の目を抑うつから逸らそうとしてきたという問題がある。抑うつが浮上し，それがアセッサーに識別されるやいなや，Sがそれを認めることができたという事実は，多くの点で希望の持てる徴候だった。

拒食症患者の多くは自らの感情に触れる能力をあっという間に失ってしまうの
だが，しかし先の事実は，ある意味ではＳがこの能力を失ってはいなかった
ことを示していたからである。しかし，もう一方には，このような重い抑うつ
の患者の治療には特有の難しさがあり，自傷行為の危険性を現実的に話し合っ
てアセスメントするだけでなく，そのことはＳの治療に関わりのある人たち
にも伝えなくてはいけなかったという問題がある。症状が深刻な上，それをＳ
が秘密にしていたことは，予後が悪く，良くなる見込みがない特徴の一つとみ
なされたかもしれない。実際の話，Ｓが自己破壊的な日頃の習慣的行為を慎し
み，それを最終的に手離すというところまでいくことは，難しいと判明した。
その一方で，自分がしていた行為のほとんどをＳが秘密にしていたのは，それ
が正しくないことが本人にはわかっていたからだった。少なくともＳの中には，
自己懲罰の日課を恥ずかしく感じているＳもいたのである。もっと重症の患
者だったら，自らの行為と衝動を，自分と他人のどちらに対しても防衛してい
ただろう。

　Ｓの発達は非常に行き詰まっていた。一人の大人であるにもかかわらず，Ｓ
の人間関係，中でも両親との関係には，子どものような性質があった。これこ
そが，微笑みながら涙するアセスメントにＳが最初に持ち込んだものだった
のである。しかし他方で，Ｓは発達することを憎悪してはいなかった。変化す
る必要があることが，わかっていた。それは恐ろしいし苦しいものではあった
が，自分が生きていく上で，前に進むための助けを本当に求めていた。

　最終的にＳは，依存できる関係を持ちたいと思うようになった。自分が必
要としていた依存できる関係が，両親の不和によって失われてしまったか，見
えなくなってしまったと痛感した。そして今のＳは，自分がこのことに怒っ
ていると，はっきり意識していた。成長したいし，依存できる成熟した関係が
欲しいと思った。

　アセスメントを実施して，一つの方針を決める際，私たちはたくさんの要素を考
慮している。その一つは，患者の健康状態である。ここでは，体重が一定している
のか，減っているのかを考慮する必要がある。体重がかなり低くても一定している
患者であれば，外来の心理療法が助けになる可能性が十分にある。一方，体重が減
り続けている患者だと，外来の心理療法は助けにならないかもしれない。つまり，
私たちは患者の体重を長期にわたって測定する必要がある。それが無理なら，GP
のような誰か他の人に，体重の測定を依頼しなくてはならない。

　患者の体重および身体への健康とまったく同等に重要なのは，患者の心が死に

よって，すなわち反発達的パーソナリティ傾向によってどれくらい支配されている
のか，という問題である。Sの事例では，その摂食障害は非常に深刻であり，その
発達はほとんど行き詰まっていた。それでもSには変化したいという願望と，その
変化を可能にするために援助を使用する能力があった。

　誰にでも，助けてもらいたいとは思えないときがある。摂食障害の患者とその家
族は特に，必要なときに他の誰かを頼りにすることが難しい。援助を提供している
機関に患者とその家族がどれくらい関わり合いを持てるかは，それ自体が，予後の
指標になると言えるだろう。

　　Pは，スクールカウンセラーから地元の児童思春期精神保健サービス（Child
and Adolescent Mental Health Service：CAMHS）訳注 [2] に紹介された患者で
ある。Pは，勉強がよくできる13歳の女子だった。しかし，目に見えて体重が減っ
たことで心配され，同級生から徐々に引きこもり，孤立するようになっていっ
た。BMIは17だった。初めてのアセスメント面接に，Pは母親に伴われてやっ
てきた。もっともなことではあるが，母親がしきりに心配していることは一目
瞭然だった。娘に困り果てている，娘の行動はまったく理解できない，と言う
母親は，非常に押しが強く勝気な女性という印象を与えた。この母親が一緒だ
と，Pは何も言えなくなってしまう。心理療法士はPと個別に面接してみたが，
Pに接触することは難しかった。Pは，自分から話すことを丁重に拒み，治療
者が投げかける一連の質問に答えることでしかコミュニケーションを取ろうと
しなかった。この苦痛なやり取りから，葛藤で引き裂かれた家族の様子が浮か
び上がった。少なくとも患者の心の中では，両親は互いに敵対し競争していた。
拡大家族訳注 [3] の中では，人はその学歴と収入によって判断された。脱落しそ
うな者は露骨に軽蔑され，患者本人もだいたい同級生を軽蔑していた。もっと
も，一人か二人はPが羨望を感じ，自分よりも優れていると感じる同級生も
いたようだった。心理療法士は，自分が「落伍者」の範疇に即座に分類された
と感じた。そうなると，自分がどのように患者の役に立てるのかを考えること
が難しくなった。それと同時に，心理療法士とその同僚は，患者の心の状態を
非常に心配していた。引きこもって，まったく接触できなくなってしまってい
るからである。アセスメントを延長することが決まった。今までと同じ頻度の
面接を提供すると同時に，本人にできると感じられる以上のことは無理にさせ
ないようにした。Pには，要求されすぎることのない，支持されていて話しや
すい関係を築く機会が必要だと思われたのである。実際，この時点では，とも
かくPに関係を持つことへの興味を持たせられることが一つ達成だろうと思

われた。

　アセスメントの過程で，母親は心理療法士とその同僚たちが鈍くてバカだと何度も腹を立てた。母親の批判は一種の脅しのようだった。娘をここから別のもっと優れた（おそらくもっと権威のある）サービスに連れて行くかもしれないぞ，という脅しである。当該のCAMHSは，母親から脅されていると痛切に感じていたのだが，ようやくチームの比較的新しいメンバーが，こう疑問を呈した。自分たちは何しろ紹介患者に忙殺されている。それなのに，この非常に厄介な女性が重症の子どもを別のところに連れて行くのがどうして一大事になるのか，と。この素朴な問いが大きな助けとなって，チームは次のことに気づくことができた。この患者の家族の思考を不幸にも支配しているような，独善的で勝ち負けにこだわるものの見方に，自分たちがからめとられてしまっていたのだ，と。こう気づいたことでチームは，患者と母親の板挟み状態に今までよりも接触できるようになった。明らかに，患者も母親も，切実に助けを必要としていたのに，二人とも，助けてくれる人がいるとは信じることができなかった。なぜなら，自分たちのことを助けてくれるほどの良い人が存在しているなどとは，実際は信じていなかったからである。話し合いを通じて，チームは，Ｐにも母親にも無力感があって，実際は誰も自分たちを助けられないのではないかと怯えていたことを，もっと理解できるようになった。患者とその家族の中には，私たちを軽蔑して見る者がいる。そうやって自分たちが軽蔑されることに私たちが苛立つのは，何ら難しいことではない。私たちにとって難しいのは，このような軽蔑が生み出している孤独と絶望を突き止めることである。チームは力を尽くしたものの，Ｐは民間の入院施設に紹介され，そこで再栄養補給のため即入院となった。

　摂食障害には，異なる治療法，異なる理論的観点がある。さらには異なるサービス機関も存在する。それらは，競合関係にあるとみなされることが多いし，そうみなされる側も，自分たちは競合関係にあると思うことがある。こうした競合関係にまつわる意識は，政府が治療サービスに課している義務によっては，和らげられない。治療サービスは政府から，自らが提供している治療の正しさを証明し，成功結果を公表するよう義務づけられている。これは事実上，自分たちこそがどんなことも可能な限り最善の方法でやっている，と証明するよう義務づけられているということなのである。もちろん，自分たちがしている仕事を注意深く監視・監査し，高い専門的基準を維持することは重要である。しかしその一方で，サービスや治療を提供する側が，多少異なる考え方をする同業者を貶めてまで，自らの正しさを証明

しようとするのは，実りあることではない。摂食障害のような複雑な問題に対して
ただ一つの答えなどないのに，治療サービスは，患者のPの思考をあそこまで支
配していた勝ち負けがすべての世界に容易にからめとられてしまうのである。

生／死のポジションのアセスメント

　摂食障害のアセスメントの目的についての一つの考え方は，現時点で死の欲動が
どれくらいその人を支配しているのかを明らかにしようとすることである。これは
いささか大袈裟に聞こえるかもしれない。しかし，食べるか，食べないか，という
問いは，生命の始まりから，まさに生死に関わる問題である。そのことを絶対に忘
れるわけにはいかないだろう。人が摂食障害になるという事実それ自体が，強大な
反生命，反発達の力が心とパーソナリティに働いている証拠である。私たちがアセ
スメントで問うているのは，このような反生命の動きに対抗して他にどんな力を動
員することができるのか，そして，患者は生を選びたがっている自己部分への支え
を探そうとしているのか，ということだ。では，私たちはそれをどうやって知るこ
とができるのか？　それが重要になる。

　すでに述べたように，患者がどの程度絶食しているかとか，どれくらいの頻度で
嘔吐したり下剤を使っているかという問題だけでは，摂食障害の深刻さはアセスメ
ントできない。これら症状の詳細は重要である。しかしそれ単独では，私たちに大
したことは教えてくれない。例えば，患者が高齢で独居している場合だと，長い時
間が経たないと，誰も患者がしていることに気づいて，それを止めようとはしてく
れないかもしれない。摂食障害は治療されないまま放置されると，症状的に悪化す
る傾向がある。私たちがアセスメントしようとしているのは，患者の心の状態であ
る。そして患者が，拒食症あるいは過食症にどれくらい自分を賭けているのか，と
いうことなのである。

　ここでビオンを思い出すのは助けになるかもしれない。ビオンは，生の本能と死
の本能の戦いについて語っている。そして，その決着が決して完全にはつかない状
況もあると考えている。ビオンは精神病的な自己部分と非精神病的な自己部分とを
区別した。この二つの自己部分が区別できることで，患者の中の脆いのかもしれな
いところだけでなく，強いのかもしれないところをも同定できることがきわめて重
要なのだと言って，そのことの正しさを信じていたのである。ビオンはさらに踏み
込んで，病気それ自体について，病気ではない心の部分に話しかける方法を見つけ
ることができるかもしれないと述べている。

　私は，これこそがアセスメントの過程で患者に対して試みなくてはならないこと

だと考えている。これがどれくらいできるかによって，死をもたらす力がどれくらい患者の心を支配しているかを推測し結論を出すのに役立たせられることがあるかもしれない。

　問題が一つある。それは，死をもたらすものと，それよりも生の側に近いものとは，必ずしもすぐには見分けられないということである。いくつかの例が役立つだろう。こう思う人がいるかもしれない。若い拒食症予備軍は，あんなに才能があって優秀な成績を目指しているのだから，きっと進歩と発達を得ようと努力しているのだ，と。この女性の人生は前途洋々だ。何がなんでも人生を目一杯満喫するぞと心に決めている。そんなふうにこの女性のことを見るわけだ。しかし，よくよく調べてみると，また違った見方が出てくる。この女性は，知的には進歩しているように見えるかもしれないが，心の発達はむしろ止まっている。学校の成績は良くても，年齢よりもずっと幼い子どもみたいなのである。自分自身とそのパーソナリティを本当に発達させたいというよりも，羨望の念（成長する上で避けては通れない経験）を何が何でも払拭したいと心から願っている。貪欲に A*$^{訳注\,[4]}$ の成績を取りながらも何の達成感もない。でも，成績が A* より下がるのは，恐ろしくて考えられない大事件である。10 代で拒食症になって，そこから回復した女性と話をすると，終わりのなさそうな仕事をランニングマシーンの上でやっている感覚についてよく耳にする。そこから満足を得ることも，それに関心を持つことも，まったくなかったというのである。この女性たちは実際には，学んでいたわけでも，心を成長させていたわけでもない。むしろ，「自分はうまくやっている」，つまり，他人に勝っているんだ，と自分に向けて保証し続けていたのである。事実上それはカロリーを計算し，オンス，さらにはポンド$^{訳注\,[5]}$ が身体からなくなっていくのを見ているのとさほど大差なかった。学び発達することには，生きる力を与える心の状態が伴うだろう。しかし，学び発達することになりすました活動だと，それは実際には，パーソナリティの中にある死をもたらす側面に奉仕するように改造されてしまう。

　次に示すのは，心の状態のアセスメントが特に複雑だとわかる患者の事例である。

　　K という患者は大学を卒業した 20 代前半の女性である。体重が減少し続けたことが心配され，最初に精神科外来を受診した。つい最近父親を亡くしたばかりだったが，父親との関係は上手くいっていなかったという。K は，自分には助けてもらいたい問題があると，素直に認めた。思慮深く繊細に見えたし，好感が持てる人物であることも確かだった。辛いことは辛いが珍しくはない家庭環境や，自分の人生の進むべき方向についての板挟みと迷いについて，さほど苦もなく話すことができた。見たところ，かなり予後の良さそうな患者だっ

た。多くの肯定的な面が生の側にありそうだったのである。それなのに，体重は減り続けた。結局，身体面の健康状態があまりに悪化したことで，体重と栄養状態を安定させるために入院が必要だと判断された。患者は入院に同意した。

　入院中，精神状態は急速に悪化し始めた。重い抑うつ状態に陥り，自殺しかねなかった。同時に，スタッフ全員に激しく怒るようになった。かつての外来患者の頃のスタッフとの良い関係は，今や忘れ去られてしまったように見えた。引きこもったひどい状態のまま数週間が過ぎた頃，非常に経験豊富で頼りになる看護師の一人が，何とかＫを芸術についての会話に引き込むことに成功した。芸術はＫが熱中していたものの一つだったのである。Ｋは，大好きなファン・ゴッホについて喋りたがった。その明るく輝く色彩，作品から溢れる生命感についてＫは語った。看護師がこのことをチームに報告したとき，私たちは最初，とても嬉しく，ほっとした。ついにこの患者と接触することに成功する者が現れ，患者の一部が再び生に関心を向けたと思われたからだ。しかしよく考えてみれば，色鮮やかで見た目は生命感溢れる作品ではあるものの，ファン・ゴッホその人は，ひどく精神を病んで自殺した人物であったことを，私たちは忘れてはならなかったのである。患者は，自分の心の中の状態を私たちに伝えようとしていたのだと思われた。ファン・ゴッホのように，Ｋには生を愛し，生の良さを認める能力があった。しかしＫを絶えず蝕んでいたのは，ファン・ゴッホも経験していたに違いないとＫに感じられていた死への引力だったのである。健康さと愛情が多ければ多い性格部分ほど，それに比例した大きさの破壊的で精神病的な部分を効果的に覆い隠してしまうように思われた。結局，体重が減り続けていることでしか，私たちはＫの状態を深刻に受け止めることができなかったのである。入院によって患者は自分の障害を隠すことができなくなり，誰の目から見てもこれまで以上に全体像が明らかになった。以下の結果を報告できることを私は嬉しく思う。Ｋはその後，完全に回復した。長期にわたる心理療法の助けがあって，パーソナリティの中のより抑うつ的で破壊的な側面を，Ｋが持っている確かな強さと統合することができたのである。

　患者のアセスメントにおいて誤解を招きやすいもう一つの側面は，患者が最初にアセッサーと築く関係の質である。摂食障害の患者は，アセスメントに来たがらないし，露骨に敵意を見せることが多い。しかし中には，すぐに強烈な陽性転移を形成して，新しく出会った治療者があらゆる種類の助けと知恵を持っていると信じる患者もいるように思われる。これは，患者が助けてもらいたいと思っている——必死でさえある——兆しなのかもしれない。あるいは，患者が治療に対する「準備」

ができている，ないしは「治療同盟」を結ぶことができる，という明るい兆しだと見なすことも可能なのかもしれない。しかし，そういう患者によって経験される関係の性質は明らかに「薄っぺらく」，無意味なもののように思われることも多いのである。患者は確かに，治療者にくっついていたように見えるが，しかし，あまり深くは考えていない。とりあえず誰かがいてくれさえしたら，愛と称賛を患者に抱かせるのに事足りるかのようなのだ。だから，相手の性質を本当に正しく理解しているのではなく，むしろ自分に近づいてくれる人なら誰に対しても一種の付着的愛着を示しているように見えるのである。それによって経験不足の臨床家は誤解することがある。経験の浅い臨床家だと，こうした陽性の関係を自分と築いているように見える患者がいることで，ほっとしたり喜んだりしてしまうのではないか。しかしここで実際に私たちが目にしているのは，母親への原始的な付着的愛着という心の残骸なのかもしれないのである。この付着的愛着に対しては，もっと成熟した愛着に照らして手を加えられたことが，これまで一度もなかった。したがって，それは予後の良い徴候であるどころか，この患者に次のような可能性がある，という警告であるはずだ。すなわちパーソナリティが深刻なほど未発達であり，この患者にとって摂食障害とは，根底に広汎性の発達不全があるということの症状化なのである。

　この章で私は，摂食障害の状態の深刻さをアセスメントするのは，見てすぐわかるわけでもないし，一筋縄でもいかないということを示そうと努めてきた。拒食症の心を理解するには，たくさんの専門家の心に協力してもらうことが助けになる。私たちがタヴィストックで開発した最も頼りになる方法は，臨床ワークショップの参加メンバーに，アセスメント面接をできるだけ詳しく報告してもらうことである。グループでの話し合いの過程で，たくさんの重要な問題が必ず浮上してくる。するとたいていは，患者とともに前進する手がかりを得ることができる。こうした話し合いの中で，患者が臨床家とどのように相互作用しているのかという意見や，患者が伝えようとしていることの無意識的側面に関して私たちがどんな徴候を見出せるのかという意見が出されるだろう。患者がどのように対象を描写するのかを，注意して聴くのである。その対象はどれもまったくだめで助けにならないのか？　それともひょっとして，患者が大事にし，良さを認めている誰かがいるのか？　私たちが陥らないように気をつけなければならないのは，もうこれはすべて理解しているとか，それはどれも前に聞いたことがあるといった感覚である。誰でも実際，酷似している症状を以前に何度も耳に入れた経験があると，安易に結論を出しがちである。しかし重要なのは，こうした症状が，その人に固有の環境と性格の中でどのように出ているのか，そして，こうした症状と並んで，それ以外にどんな特性が存在

しているのか，という問題である。事実，最初は良くなる見込みのない状況だと思われるものの中に，希望の種子が見つかることはよくある。

　たとえ私たちが，患者は今は変化できそうにないと結論づけても，患者の安全をどのように守るのか，そして，援助が利用可能であることをどのように患者に継続して知っておいてもらうのかについては，まだ考えることができる。私たちは経験から，変化するための援助を今年はあまり使用できなかった患者が，来年には——さもなくば再来年には——，そういう援助を使用することができるかもしれないということを知っている。患者は発達面で行き詰まっていることが多いが，そのままであり続ける必要はない。アセスメントは，患者の人生のスナップ写真であり，患者の人生についての断定的な声明ではない。私たちに言わせれば，発達という選択肢はいつだって手に入れることができる。

第9章

結論，そして将来への展望

　私が観察するところ——それは同僚とも共有しているが——，過去30年間で摂食障害の患者層はゆっくりとではあるが劇的に変わってきた。全般的に，摂食障害専門部門で治療を受ける若者は，昔に比べて，障害が重く重症化し，治療するのが難しいように思われる。

　現実的に言うと，重複診断を受ける患者が昔よりも多くなった。リストカットや薬物乱用のような自傷行為が，重い摂食障害に併発しているのである。入院病棟で働く看護師は，暴力的な行動化による事件と，脱走の事例が昔よりも多くなっていると報告している。そうした事例は，多くの場合，法医学が絡んでくるとみなせる事例だ。窃盗のような発生率の高い軽犯罪，さらには放火などの違法行為があり，警察の介入を必要とする。摂食障害自体の重症化という点では，昔に比べ，今日では経鼻胃管による栄養補給が必要な患者が増えている印象がある。断言するが，私はスタッフグループがこうした治療方針に安易に流されているとは思っていない。こうした処置は患者の権利に関する問題を提起するような非常手段だと私は考えているし，私の経験では，同僚スタッフも同じ考えである。専門部門で働くスタッフは，昔に比べて，良い教育と訓練を受けている。そういうスタッフの中には，非常に才能のある者がいる。それなのに，私が思うに，患者は昔よりも難しい。このような過去との変化を説明するのは容易ではないが，次のことは言えそうである。深刻な困難に直面している若い人が，摂食障害の症状を少なくとも臨床像の一部として呈する可能性が，今日では，かつて呈していたのだろう可能性よりも高くなっている，と。これは，悩ましい推移である。施行されてきた新しい教育政策[訳注 1]に効果があったのか，疑わざるを得ない。

　ここで私の心は再び，うつろな目をした0サイズ[訳注 2]のモデル（世に蔓延した女性そのもののイメージ）と，西側諸国における飽食の食糧経済とを併記することへと向かう。こうした外の世界の状況は，確実に影響を及ぼしているに違いない。クリストファー・ラッシュ Christopher Lasch（1979）[訳注 3]が指摘したように，現代文化の本質はイメージや外観だけがすべてではない。それは，いわゆる自立を尊

重する一方で，傷つきやすさを唾棄することを若者に教える文化でもある。そこでは，人間が当たり前のように必要としているものが，あたかも病的なものであるかのようにみなされる。こうなると多くの場合，若者は困ったときに誰かに頼ることが難しくなる。

　一方，この間に良い変化も起きている。昔に比べて，外来の治療でうまくいく患者がはるかに多くなっているのである。その結果，幸いなことに，昔なら入院になっていたかもしれない若い人が，今日では入院せずに治療を受けられるようになった。

　外来の治療機関は，イギリスの地域によってさまざまではあるが，地域密着型の事業の中には，それにとてもふさわしい援助を提供して成功を収めているものが確実に存在している。摂食障害を予防するまでには，いまだ長い道のりが必要かもしれないが，その治療は少しずつ成功に向かっていると，私は確信している。

訳注

本書に寄せて

[1] （5頁）本書では，anorexia nervosa の訳語として，直訳的な「神経性無食欲症」を採用した。anorexia という単語は語源的には，an が without, orexis が appetite で，「食欲がない」という意味を持つ（Oxford Advanced Learner's Dictionary 9th edition による）が，多くの識者が指摘するように，拒食症の患者は食欲がないのではない。DSM-5 の日本語翻訳版では，「神経性やせ症」と「神経性無食欲症」の両名称が併記されている。

第1章

[1] （11頁）本書では，過食することを表す単語として，基本的に overeat (overeating) が使われている。しかし，第2章の「食べすぎと肥満」のセクションでは，overeat を「大食い」や「食べすぎ」の意味で使うことで，過食症 (bulimia) における過食と明確に区別している。この場合は，overeat は「食べすぎ」と訳した。そして overeat を，過食症における自制できない病的な摂食行動として使用している場合は，「過食」と訳した。さて，binge は「飲み騒ぎ」「酒盛り」で使われる単語だが，binge eating と binge and purge で，それぞれ摂食障害における「過食」と「過食嘔吐」の意味で使用される。本書では binge eating が用いられ，「過食」と訳した。また本書においては，「過食嘔吐」は，binge and purge ではなく，gorging and vomiting が用いられている。DSM-5 の神経性無食欲症の2つのタイプは，Restricting type（摂食制限型）と，Binge-eating/purging type（過食・排出型）である。

[2] （13頁）NICE は，エビデンスに基づくガイダンスを通じて医療の標準化を図ることでイングランドおよびウェールズにおける医療の質の向上を目的として設立された，イギリス保健省の管轄下にある組織である。NICE は，イングランドおよびウェールズの NHS (National Health Service) に属している。NICE は，1999 年に，National Institute for Clinical Excellence（国立臨床評価機構）として設立され，その後，2006 年に National Institute for Health and Clinical Excellence に，2013 年には National Institute for Health and Care Excellence に，名称変更された。この間の名称の変更は，NICE の役割が，設立当時に目的とされていた臨床ガイドラインの作成から，公衆衛生の分野のガイドラインの提供や，医療だけでなく社会福祉サービスの質の向上にまで拡大していることを意味している。原書の出版は 2008 年なので，ここで言われている NICE は，National Institute for Health and Clinical Excellence を指していると思われる。

[3] （13頁）NICE は，現在に至るまで，さまざまな医療および社会福祉サービスの分野のガイドラインを作成し公開している (https://www.nice.org.uk/guidance)。これらのガイドラインは，医療および福祉従事者がエビデンスに基づいた治療やサービスを提供するための指針となっており，大きな影響力を持っている。NICE ガイドラインは，疾患，年齢および特定集団，治療および介入方法，公衆衛生および予防医学，社会福祉サービスなど広範なカテゴリから構成されているが，摂食障害のガイドラインもその一つである。NICE による最初の摂食障害のガイドラインは，2004 年 1 月の NICE clinical guideline 9（略号：CG9）(CG9 の URL は現在では，次に示す最新版の NG69 で置き換えられている) で，その次に 2017 年 5 月に CG9

の内容を更新した NICE guideline 69（略号：NG69）（https://www.nice.org.uk/guidance/conditions-and-diseases/mental-health-behavioural-and-neurodevelopmental-conditions/eating-disorders/products?GuidanceProgramme=guidelines）が発表された。この NG9 が最新である（NG9 の完全版は，https://www.nice.org.uk/guidance/ng69/evidence/full-guideline-pdf-161214767896）。ちなみに，9 とか 69 とかいう NICE ガイドラインの番号は，疾患などのカテゴリーに付された番号ではなく，ガイドラインが発行された順番を意味している。さて，原書の出版年が 2008 年であることを考えると，本書で取り上げられている NICE ガイドラインとは，最初のガイドラインである CG9 のことだと思われる。そして，ロレンスの指摘通り，CG9 には，mental illness（心の病気／精神疾患）という言葉は出てこない。事情は，最新の NG69 においても同様である。その代わり，CG9 でも NG69 でも，mental disorder という言葉が一貫して使用されている。

その一方，NICE のメンタルヘルスに関するガイドラインの中でも，うつ病（NG222）（https://www.nice.org.uk/guidance/ng222）や統合失調症（CG178）（https://www.nice.org.uk/Guidance/CG178）に関しては，mental illness が使われている。ロレンスが NICE による摂食障害のガイドラインで，mental illness という言葉が用いられていないことを強調しているのは，こうした背景もあるのかもしれない。CG9 に基づいた摂食障害の文献としては，西園マーハ文『摂食障害治療最前線―NICE ガイドラインを実践に生かす』（中山書店）2013 年が詳しい。

[4]（14 頁）原文では第 6 章となっているが，正しくは第 7 章「生と死」だと思われるので，訳文では第 7 章とした。

[5]（14 頁）原文では第 7 章となっているが，正しくは第 8 章「アセスメント」だと思われるので，訳文では第 8 章とした。

第 2 章

[1]（15 頁）アンカライト（anchorite）［アンカレット（anchoret）とも］，アンカレス（anchoress）は，初期キリスト教において世俗から離れて孤独に生活し，神に祈りと瞑想を捧げることに専念した隠者。初期キリスト教の時代，特に 3 世紀から 4 世紀にかけて，ローマ帝国が 313 年にキリスト教を公認する前後に，隠者生活を選ぶ人々が増えた。特にエジプトやシリアなどで多くの隠者が出現した。この後の文で，「砂漠の隠者」とあるのは，そのためであろう。洞窟や小さな庵（アンカレッジ）に住んでいた。アンカライトとアンカレスの禁欲的な生活様式は修道院制度の基礎となり，後に組織化された修道院生活へと発展した。有名な人物として，エジプトの聖アントニオスがおり，ボスの「聖アントニウスの誘惑」やフローベールの『聖アントワーヌの誘惑』を始め，さまざまな絵画や小説の主題となっている。

[2]（16 頁）シエナのカテリーナ［カタリナとも］（Catherine of Siena）（1347-1380）は，現在のイタリアのシエナ出身の修道女。カトリック教会の聖人の一人。

[3]（16 頁）中世の聖人であるシエナのカテリーナ，そして砂漠の隠者のアンカレスを参照。

[4]（18 頁）当該のフロイトの記述は，以下の通り。「ではここで，この患者（訳者注：ウルフマン）の性的発達を，最早期から始めて総合的に考察した概略について述べてみよう。私たちが患者の性的発達について初めて耳にするのは，食欲の乱れにまつわる話の中でである。というのも，他の観察結果も考慮に入れると，しかるべき条件つきではあるが，患者の食欲の乱れとは，性的なもの（セクシュアリティ）の領域における何らかの作用がもたらしたものなのではないか，と思えるからだ。私は，いわゆる「食人的（カニバリスティック）」ないしは「口唇的」と呼ばれる段階を，私たちが認識しうる最早期の性的組織化だと見なすに至っている。この段階のあいだは，性的興奮が元はと言えば栄養摂取の本能に伴っている，という事態が依然として発達状況を支配しているのである。もっとも，「食人的（カニバリスティック）」あるいは「口唇的」な段階が直接的に顔を覗かせるのを私たちが見つけられるなどということは，見込めない。私たちが見つけられるのを期待できるのは，この段階に乱れがもたらされているという徴候だけである。栄養摂取の本能が損傷を被っていることが，私たちの関心を，生命体の側が性的興奮をうまく制御できていないのではないかという問題へと向かわせる（もちろん，それ以外の原因もありう

るのだろうが）。この段階で性が目指しているものは，人喰いとも呼べる貪欲な摂食でしかありえない。それはこの患者の場合，より進んだ発達段階からの退行を通じて，「狼に食べられる」という恐怖の形を取って顔を覗かせている。私たちはこの恐怖を実際には，父親によって性交させられる恐怖へと翻訳せねばならなかった。幼い女子における神経症が，ずっと後の年齢，つまり思春期かその直後になって生じること，そして，この神経症では，性的なものへの嫌悪が拒食症を使って表現されることは，よく知られている。この神経症は，性生活の口唇期に関連づけなくてはならないだろう。(Freud, 1918b [1914], p. 106)

[5] （18頁）詳しくは，本書で参照されているクリスプの *ANOREXIA NERVOSA --LET ME BE--* の原書の翻訳である，アーサー・H・クリスプ『思春期やせ症の世界―その患者と家族のために』高木隆郎，石坂好樹訳，紀伊國屋書店 (1985)，なかでも第7章「思春期やせ症の成熟危機」を参照。クリスプ自身は，「退行仮説」regression hypothesis という用語は使っていないようであるが，大事なことは，クリスプが神経性無食欲症を単なる食行動の異常としてではなく，精神的，身体的，自我発達の退行として捉え，拒食症の理解とその治療に重要な心理的観点を提供していることだろう。

[6] （19頁）ビンスヴァンガーによる本症例は，ドイツ語の原書からの翻訳である『精神分裂病I』新海安彦，宮本忠雄，木村敏訳，みすず書房 (1959年) の中の「第二の研究 症例エレン・ウェスト」で読むことができる。

[7] （20頁）1pound=454g であり，90ポンドは約40kg。

第3章

[1] （31頁）アウタルキー的 (autarkic < autarky)。アウタルキー（独 Autarkie）という言葉は，スウェーデンの政治学者ヨハン・チェーレンによって提唱されたマクロ経済の用語で，日本語では，「閉鎖経済」「自給自足経済」「経済自立国家」などさまざまな訳語があるようである。

[2] （32頁）週4回あるいは5回の精神分析設定による治療のこと。

[3] （36頁）1907年設立。ロンドン南部のカンバーウェル，デンマーク・ヒルにある，精神科医療および精神保健サービスを提供する世界的に有名な病院であり，「モーズレイ病院」「モーズレー病院」と表記されることが多い。

[4] （40頁）精神保健法 (The Mental Health Act) は，精神疾患を持つ人々に対する治療と保護を規定するイギリスの法律で，必要に応じた強制的な入院や治療についての詳細を定めている。日本では1995年制定の精神保健及び精神障害者福祉に関する法律（略称：精神保健福祉法）がそれに当たる。イギリスの精神保健法は1959年に制定され，1983年，2007年と大きな改正が行われた。本書で言及されている精神保健法は，1983年のものだろう。ここで述べられているような，摂食障害の患者の生命の危機に関わる状況に適用される条文としては，第2条 (https://www.legislation.gov.uk/ukpga/1983/20/section/2) や第5条 (https://www.legislation.gov.uk/ukpga/1983/20/section/5) が該当すると思われる。

[5] （41頁）ここで言われている発達障害 developmental disorder は，自閉スペクトラム症（ASD）や注意欠如・多動症（ADHD）を直接指して言っているというよりも，精神分析の考えに基づいた心の発達の行き詰まりや困難，の意味で用いられているのだと思われる。

[6] （43頁）前文までの話の流れから，原文の conceive of の訳語として，「想像する」「心に抱く」ではなく，（ナルシス 自己愛的な内的対象としての赤ん坊を）「妊娠する」を選択した。

[7] （43頁）原文の "puff up" は，もともと「自分の体の一部をプッと膨らます」という行為を意味するが，そこから派生して，等身大の自分を大きく膨れ上がらせる自惚れと傲慢さを意味するようになった。"puff up" は，そういう女性を腐すときのBJの実際の言葉遣いである。

第4章

[1] （48頁）control という言葉は，拒食症の対象関係における鍵概念でもあり，文章中に頻出する。本書では，

「コントロールする」ではなく,「思い通りに操る」と訳した(コントロールする,などのルビを併用した)。ときに,「支配」と訳して,ルビを併用した箇所もある。

[2] (49頁) 気象学において,whiteout という名称で表される現象は2種類ある。一つは,北極圏において天気が良いのに視界が白一色になり何も見えなくなる現象,もう一つは吹雪で視界が真っ白になる現象で,両者は発生メカニズムも違う。後者の whiteout は,日本の交通関係者の間で昔から「白い闇」とか「白魔」と呼ばれていたという。拒食症の心の世界のメタファーとして印象的に使用されている本書の whiteout では,どちらの現象も描写されている。訳語としては,「白い闇」を採用し,ホワイトアウトのルビを振った。(参考文献:竹内政夫 (2021)「ホワイトアウトの実体」日本雪氷学会誌 雪氷,83 (3) 307-315.)

[3] (52頁) 神経性無食欲症のうち,食物摂取量の制限による痩せがあるが,過食または排出行動は伴わないもの。

[4] (58頁) フロイトは『夢解釈』で,自らが見た植物学の論文の夢を素材にして,潜在的な夢思考が,圧縮や置き換えという夢の作業によって,いかに植物学や論文という顕在内容に翻訳されたかを論じている。

[5] (59頁) 観念奔逸(flight of ideas) は,思考の障害の一つで,新しい考えが次々に湧いてきて,思考の道筋(思路) が逸れていってしまって,考えがまとまらなくなる状態。躁状態で見られる。

[6] (64頁) 原文では,A となっているが,B の臨床素材の箇所を見ると (52頁参照),おそらくこれは B かもしれない。訳は,原文のまま A とする。

第5章

[1] (66頁) 原文の protection には「避妊具」という意味もあり,この文脈において意味の多重性がある。

[2] (66頁) イギリスにおいて義務教育終了後,16から18歳までの生徒が一般教育証明書 (GCE) を取るため通う2年間の課程。

[3] (71頁) 例えば,父子家庭でも,子どもの父親が,母親とどういう関係を生きているのかによって,子どもは影響を受ける。

[4] (76頁) DSM-IV および ICD-10 における gender identity disorder (性同一性障害) という用語は,2013年の DSM-5 では gender dysphoria (性別違和) に,2019年の ICD-11 では gender incongruence (性別不合。2024年9月に訳語確定) に,それぞれ変更された。

第6章

[1] (80頁) 逆境的小児期体験(adverse childhood experiences) は,子ども時代に経験するさまざまな種類の逆境やトラウマのことを指し,これは後の人生において心身の健康や行動に深刻な影響を及ぼす可能性がある。逆境的性体験(adverse sexual experiences) は,は,そのなかでも性的虐待を指す。

[2] (82頁) 重さ(ここでは体重) の単位。第2章の訳注 [7] 参照。

[3] (82頁) ……there is simply nothing to see. には,「(野次馬を追い払うのに) 見世物じゃないですよ」というニュアンスがある。

[4] (84頁) sexual identity という用語は現代ではジェンダーの多様性に焦点を当てて,自分がどういう人に対して恋愛感情あるいは性欲を向けるのか,という自己認識に関する概念として理解されることが多い。しかし本書のこの文脈における sexual identity は,個人が自分の性別をどのように認識し,同一化し内面化していくか,という女性性および男性性の発達過程に関わる概念であり,精神分析的な文脈での sexual identity である。

[5] (86頁) イギリスの小学校 (プライマリースクール) は,4 [5] ～11歳の子どもが通う。イギリスの中学校 (セカンダリスクール) は,11～16 [18] 歳の子どもが通う。

[6] (86頁) 原文では,1ストーン (a stone)。1ストーンは,約6.35kg。ポンド (pound) やオンス (ounce) 同様,イギリスで使われる慣習的な単位系 (ヤード・ポンド法) で,質量を表す。1 stone = 16 pounds。通例,

体重に用いられる。

[7] （92頁）本章のこの段落で取り上げられているAは，第4章「摂食障害と対象関係」で登場した過食症患者のAのことである。

[8] （94頁）これは，本書で描写されていることそのものである。

[9] （95頁）原文，walking on eggshellsという英語表現は，「（相手の気分・機嫌をそこねない［状況を悪化させない］よう）言動に気を遣う」状況を指すメタファー。

[10] （97頁）母親がEに対して感じている心配と無力感を参照。この母親は，「自分は，娘に対して侵入的なのではないか，でも娘のことが心配だ。それに，娘を拒食症のままにさせておくこともできないのではないか」と心配しながら無力感を抱いていた。こういう母親が感じている心配と無力感は，Eから母親への投影によって作り出されている。Eにはもともと母親の中に，そして両親カップルの間に侵入したいという欲求がある一方で，そういう侵入的な自分に対する不安があるのである。さらにEは，自分は両親カップルおよび母親からの侵入に対して無力だという感覚もある。このように投影によってEと母親は侵入的な内的対象をめぐって結び付いている。

[11] （97頁）原書では，ここが「A」とされていて，以下，本段落は「A」を主語にして述べられている。患者Aとなると，それは第4章「摂食障害と対象関係」で登場している過食症患者のAになるわけだが，ここは明らかに本章で登場している「D」が正しい。翻訳では，「D」と訂正している。

第7章

[1] （105頁）ビオンのnameless dreadの訳語として，邦訳書では，「名状しがたい恐怖」，「言いようのない恐怖」，「名づけようのない恐怖」などが用いられている。ここでは，母親が，名前をつけてくれないとき，乳児にとってのそれは，名前のわからないものになると考え，「名前のわからない恐怖」と訳すことにした（cf. a nameless grave「名前のわからない墓」）。

[2] （106頁）第二次大戦後，イギリスの植民地であったインドで独立の機運が高まり，1947年8月15日，イギリス領インド帝国は解体。このとき，ヒンドゥー教徒が多数を占めるインド連邦と，イスラム教徒が多数を占める東パキスタン（現在のバングラデシュ），西パキスタン（現在のパキスタン）に分かれて独立したことを，インド・パキスタン分離独立という。この結果，1,000万人以上の大規模な人口移動が生じ，宗教的な対立によって，多くの人々が命を落とした。インドとパキスタンの分離独立後，特に，1950年代および1960年代に，インド亜大陸から，多くのインド人，パキスタン人，バングラデシュ人が，仕事を求めてイギリスに移住した。こうしたインド亜大陸からの移民は，イギリスの多文化社会の形成に大きな影響を与えた。

[3] （107頁）無秩序型の愛着行動（disorganized attachment behaviour）は，愛着行動の4類型の中で最も混乱した不安定な形態で，子どもが養育者との関係で一貫性のない矛盾した行動を示し，養育者に対する恐怖や混乱が見られることがある。

[4] （108頁）キーワーカー（key worker）は，主にイギリスで使用される用語で，医療従事者，公共サービスの提供者など，日常生活を維持するために必要不可欠な仕事に従事している労働者のこと。社会的な文脈でも，キーワーカーは危機の際に，社会の機能維持に重要な役割を果たす。2020年のCOVID-19のパンデミックで，キーワーカーという言葉はさらに頻繁に使用されることとなった。

[5] （114頁）xenocide ＜ xeno (stranger) ＋ cide (kill)（cf. genocide ＜ genos (race) ＋ cide (kill)）。「ジェノサイド」（genocide）は，ナチスドイツによるユダヤ人迫害に対して使われ出した造語で，特定の人種や民族，宗教集団の全体，あるいは一部を破壊，消滅，抹殺する行為および政策の意味を持つに至った。「ゼノサイド」（xenocide）の初出は，サイエンスフィクションにおける造語であり，そこでは，異星人や異種族全体を根絶やしにする行為の意味で用いられている。

[6] （115頁）ブリトンの実際の文章は以下の通り。「私の考えでは，羨望は単一の要素ではなく，複合体である。原子ではなく，分子である。羨望を構成するのに必要な要素の一つは，破壊本能である。この破壊本

140

能という言葉によって私が言おうとしているのは，生得的にリビドーを恐怖する反－対象関係的な傾向のことである。これは，自己に侵入してくる自己ではないもの——だからそこには，対象を認識することや，対象の認識に応じて生じてくる感覚も含まれる——を完全に破壊しようとする生得的な傾向である。今のところ私は，これを異種殺戮の衝動だと考えている。これは極端な形をとると，異物だと経験されるものへの殺人的な態度になり，最も穏やかな形をとると，人間嫌いになる。(中略)。私は，羨望に基づく対象関係は，他者のものをむやみに欲しがる強欲と，この異種殺戮との複合体だと考えている。対象の属性を自分のものにしたいという欲望は，こんなふうに心をかき乱してくる感情の発生源である対象を破壊してしまいたいという衝動と混じり合う。英語の envy という言葉の語源には，二つの流れがある。一つは，古フランス語の envie であり，これは「欲望 (desire)」を意味する。もう一つは，ラテン語の invidia であり，これは「悪意／敵意 (malice)」を意味する。envy（羨望）という言葉は，リビドー的な語根と反リビドー的な語根の両方を持っていると言えるのではないか。よって，この両者が分離されると，死の衝動がリビドーと融合していない形で解き放たれる可能性が高い。」(Britton, 2003, pp. 126-7)

[7] (116 頁) 羨望も関与している，ということである。

第 8 章

[1] (117 頁) 判定基準は，国によって若干異なる。日本肥満学会の判定基準では，BMI<18.5kg/m2 が低体重とされる。DSM-5 では，痩せについて，軽症は 17kg/m2 以上，中等度は 16 以上 17 未満，重度は 15 以上 16 未満，最重度は 15 未満となっている。

[2] (125 頁) CAMHS は，イギリスにおける児童思春期精神保健サービスの総称で，0 歳から 18 歳までの子どもを対象に，メンタルヘルスに関する専門的な支援と治療を提供している。国民保健サービス (NHS) の一部として提供され，イギリス全土に地域の NHS トラストによって運営される CAMHS のサービスがある。精神科医，臨床心理士，ソーシャルワーカー，看護師，心理療法士などの多職種の専門家チームによって，カウンセリング，心理療法，家族療法，グループ療法，薬物療法など，必要な治療と支援が無料で提供されている。この P の事例のように，スクールカウンセラーから紹介されてサービスを受ける以外にも，一般医 (GP) からの紹介が一般的で，本人や家族が直接 CAMHS に連絡を取ってサービスを受けることもできる。

[3] (125 頁) 拡大家族 (extended family) とは，複数の核家族（親と未婚の子どもからなる）が同居する家族形態のこと。祖父母と父母，子どもの三世代直系家族が同居する家族形態は，その類型の一つである。

[4] (128 頁) A スター。イギリスにおける学業成績のグレードで，最も高い。

[5] (128 頁) オンス ounce，ポンド pound とも，重さの単位。1 オンスは，1/16 ポンド（約 28g）。

第 9 章

[1] (133 頁) イギリスでは，1988 年施行の「教育改革法 (Education Reform Act 1988)」によって，「全国カリキュラム (National Curriculum)」が導入された。これによって，すべての公立学校で統一された教育内容が提供され，教育の質と公平性が向上し全国どこでも同じ学習基準が適用されるようになった。また，標準化されたテスト (SATs) の導入により，生徒の学習進捗を客観的に評価することが可能となった。その一方で，SATs の重要性が増すことで，過度なテスト重視によって，テスト対策に偏った教育が行われ，創造的な学習活動が減少する可能性や，親が学校を選ぶ権利が強化されたことで，学校間の格差が拡大するなどといった負の側面が指摘されている。

[2] (133 頁) 女性の服の 1 番小さいサイズ。

[3] (133 頁) クリストファー・ラッシュ Christopher Lasch (1932-1994) はアメリカの歴史家，倫理学者，社会批評家。本書が参照しているラッシュの『*The Culture of Narcissism*』は，邦訳がある（石川弘義訳『ナルシシズムの時代』(ナツメ社) 1981 年）。

解題

摂食障害の精神分析

飛谷 渉

1. ロレンス先生の臨床理論の衝撃

本書は衝撃的である。同時に啓示的である。それは摂食障害患者の心の風景を「ホワイトアウト」という絶妙の比喩によって描写し、吹雪により遮られた真っ白な視界の奥に埋もれた墓場にも似た患者の心、その殺人的コントロールのドラマを明るみに出したことによる。この発見と理解は、病気のまま、心が凍りついたままでいる方が安全だと感じている患者たちにとっては歓迎できないことかもしれないが、風雪と氷に埋もれた患者の「回復を望む自己」にとっては救いである。このような唯一無二の書物に解説を付すなどといった蛇足も歓迎されないかもしれないが、ロレンス先生（以下敬称略）の臨床的慧眼が本邦の臨床現場にも広く届くよう橋渡しをするのが私の役割と考え、精神分析の臨床経験を基盤にした理解が病院臨床も含めた摂食障害の治療にどのように寄与するのかについて、私の経験を踏まえて考えてみたい。

2. 摂食障害と精神分析

摂食障害の治療で精神分析が選択されることは、日本においては滅多になかったし、今もない。その理由は、日本に精神分析が未だかつて根付いたことがなく、精神医療現場においてそれを提供できる医師や心理士がごくわずかであるという事実のみによるのではない。いざ 摂食障害の患者と精神分析的な心理（精神）療法を始めその設定を立ち上げ、そこで患者が自発的に思い浮かぶことを連想し、その内容や態度から理解したことを治療者が述べる（解釈）という精神分析の探究的営みが始まったとしても、患者が自らの心の内を語ることは稀である。もし話したとしても内容に乏しく、同語反復的に食事のこと、体型のこと、体重のこと、など基本的に食と体重に関する即物的なことばかりを話すだろう。このように連想はいたく貧困となり、具体的体験の描写は欠落するので、治療者は多くの場合患者の心と接触できず、挙句に関心を維持できなくなり早晩うんざりする。これが治療における

ホワイトアウトである。さらに，治療者に対して迎合する患者は優等患者のカリカチャーを体現しつつ，それを隠れ蓑として食行動や摂取量を強迫的にコントロールし続けるだろう。精神分析的精神療法の導入によって多くの場合，体重は増加するどころか停滞し，悪くすれば減少し続ける。さらなる体重減少によって，悠長に自由連想など続けられなくなり，入院が必要になるかもしれない。こうした患者の心に治療的な接近をしたが故の事態の悪化は，患者の心のコントロールが治療によって揺さぶられる脅威から生じる。患者がカロリー摂取と体重をコントロールする動機は，実は自身の「心をコントロールできる」という妄想的信念のためであるとするロレンスの理解は，摂食障害患者の心の中核を射抜いていると言えるだろう。

　精神分析的治療では，設定の構築と維持がそのインフラとなる。設定は外的設定と内的設定からなる。外的設定は，病院，クリニック，精神分析プラクティス・ルームなど，どのような社会的文脈に位置する部屋（場・社会的磁場）を使用するか，治療頻度（週１〜５回，摂食障害の場合には週１〜３回が標準的，それぞれ一回50分）はどの程度か，面接料金はいくらで誰が支払うか（本人，家族，保健福祉制度など）などからなる。長期的に見れば外的設定よりもむしろ内的設定の方が決定的に重要である。内的設定とは要するに治療者自身の心である。それは，適切な精神分析の訓練と豊かな臨床経験によって培われる治療者の心の受容力と感度（直感力，直観力）であり，それは理解する能力として現れる。この治療の外的設定と治療者の内的設定とが治療のインフラであり，心のインフラが凍りついた摂食障害患者の瀕死の心を救助するために不可欠な装備となる。

　摂食障害患者が自身の心を万能的にコントロールできると信じ，心と同一化した身体（正確に言えば心身未分化な状態），つまり体重をコントロールしているのだとロレンスが述べるとき，彼女のいう心とは，内在化された内的父母である。この発想は，精神分析の根幹となる概念，エディプス・コンプレックス（＊近親姦タブー，父殺しの罪，家族神話，両親の性的連結からの追放を，痛みを伴って受け入れることで両親の養育的創造性の享受が可能となる）に直結するものであり，これこそ，フロイトの最大の発見であると私は思う。このエディプス・コンプレックス概念はフロイト以後，精神分析内部においてさらに洗練されていった。エディプス・コンプレックス，つまり内在化された両親カップルとの葛藤に満ちた関係を生きることで生じる「心」という現象と体験は，心がそれとして生きており，それは独立発達した精神的生命現象であるという世界観を構築する。心と身体とは最初の起源は同一だが，両親との養育体験を経て社会化する途上において，分離分化してゆく。したがって，成熟した個人において生物学的に生きていることと，心が生きていることとは同じではない。言い換えれば，エディプス・コンプレックスとは人の心がそ

れとして生きているという「心の生命活性」の源泉である。かつて精神分析者メラニー・クラインは、「良い内的対象（内在化された乳房／母親）」こそ、生命の源であると述べた（Klein, 1957）。私はそこに、「生きた内的対象」をさらに根源的な心的生命として強調したい（飛谷, 2021）。

さて、ロレンスがいうように、内在化された両親こそが「心」と等価であり、私が述べたように心はそれとして生きているのだとすれば、その個人の心の生命活性は、どのように両親が内在化され、どのように内的両親が個人の内部で生活しているのかにかかっているといえる。つまり、その人の心が生きている度合いは、内的両親のあり方とその相互関係が持つ生命感に比例するのである。もっと踏み込んで述べるなら、内的な両親間の、そしてそれぞれの両親と主体との折り合いが悪い人は、心の生命活性がそれ相応にその個人に特有な形で制限されるのである。

内的両親間の創造的関係、要するに性的関係と養育的協力関係を、万能的にコントロールすることが強迫症の対象関係の特徴である。そして、摂食障害は女性における悪性の強迫症であると位置付ける見解をとるとすれば、本人とは別の赤ん坊を産むために性的関係を持つ内的で性的な両親を彼らはコントロールするばかりでなく、殺害するところにまで至る。それゆえ、重症の摂食障害患者の心はさまざまな形で、内的な性的両親の墓場となってしまう。こうした理解に基づくなら、拒食症や過食症の患者たちの体重コントロールへの過度のこだわりは、内的両親の関係を万能的に支配することを意味するのであり、最悪の場合、それによって彼女らが達成しているのは心の中の両親間の関係を死の状態に保つことである。だが、摂食障害患者たちの心のうちで生じているこうした死のドラマはほとんどの場合表からは見えないし、実は患者本人もその内的現実に気づくことができなくなっている。鋭敏な心の感度を持ち合わせた治療者にのみそれが見えてくることとなる。

3. 拒食症（Anorexia Nervosa：以下 AN と記述する）という病

AN は、精神疾患として一つのエンティティを形成する。その疾患概念では、女性における悪性の強迫症であるという側面が核となるが、とはいえ自己愛（ナルシシズム）性、自閉性、精神病性など、AN の病像と病理を描写する次元にはさまざまな概念領域が混在する。しかしながら、AN を治療したことのある専門家ならば、その病気が精神疾患の一つの全体性を有していることを認識するだろう。その疾患エンティティを構成する特徴は何だろうか。

まず多くの AN 患者は基本的に自分が病気であることを否定する。しかし、他人から見ると彼女らが病気であることは一目瞭然である。つまり AN の診断は容

易なのである。この診断の容易さは，まさに彼女らの痩せが尋常ではなく，いわば
ある種の死を体現しているからであり，その痩せた姿によって，接する者に死の恐
怖を体験させることに起因している。しかしながら，狂気は低体重維持と食物摂取
制限にのみ限局されるため，対人技能の領域において彼女らは一見通常のコミュニ
ケーションができるかのように振る舞う。つまり，他人に死の恐怖を喚起すること
で見かけ上の正気を保つことができるのである（※これを死の恐怖の「投影同一化」
という）。したがって，この死の恐怖の喚起という一点を除けば，医師を含めて接
する人々に，ただ極端に痩せているだけの人だと認識させてしまう。特に，痩せた
彼女らを見慣れており，極端な痩せから喚起される恐怖を否認できてしまう医師た
ちは，彼女らが陥っている狂気に気づかないふりができる。さらに悪くすると医師
たちは，本当に患者の狂気の深刻さに取り合わないまでに鈍感になり得る。さらに，
痩せに関していえば，内科医をはじめとした身体疾患の治療者たちは，身体管理は
自分たちでなんとかできるのだという万能感を抱きやすくなり，患者の危険な痩せ
に脅かされない鈍感さこそプロである証だといった妄想（カウンター・パラノイア）
を抱かされることとなる。

　さて，では AN の患者の極端に痩せた身体が人々に喚起する恐怖，すなわち「死
の恐怖」とこの病気とはどのように関連するのだろうか。私の見たところ，この「死
の恐怖」をめぐる病理は摂食障害に限ったものではなく，あまねく多くの精神疾患
の根源にあるものと思われるが，摂食障害の場合，この恐怖をめぐる強迫的コント
ロールが病態維持において先鋭化しているようである。本書においてロレンスが
AN 患者の病理として強調するのは，食事と体重のコントロールの背後に隠蔽され
た「自分自身の心のコントロール」である。患者が血眼になってコントロールしよ
うとしているのは，実は彼女自身の心なのである。

　この発見は大きい。さらにロレンスは続ける。AN 患者は，ある嫌悪のために，
自分自身の心の状態を仮想の安定に導こうとし続けるのだと。そして，このある嫌
悪の対象とは，「性的自己」であり，内的両親間のセクシュアリティであり，両親カッ
プルの創造性に満ちた性関係である。AN においても過食症（Bulimia Nervosa：
以下 BN と記述する）においても共通するのは，内的世界における性愛感情を持つ
自己と性的関係を持つ内的両親を暴力的にコントロールし，殺害しようとすらする
内的憎悪（殺意）である。そして，内的両親の殺害は，心を失うことに等しい。こ
うした内的両親の性的関係の殺人的コントロールが表面化したものこそ，患者たち
に必発の無月経であることは説明を要さない。いわば彼女らの無月経は「心の死」
の顕在化なのである。私は，このことがロレンスの摂食障害臨床における発見の中
で，突出して価値のあるものだと思う。さて，病理の核となるのが殺人的強迫性で

あるという理解を共有したので，次には摂食障害における自己愛性，精神病性，自閉性についてそれぞれ考えてみよう。

a. ANのナルシシズム（自己愛性）

患者たちはみな，極端な痩せを意識的無意識的に理想化している。痩せは患者たちにとって，すべてを解決する魔術であり，痩せ細った体は美と勝利を意味する。痩せの理想化が無意識的である場合，患者は自分が病的に痩せていると認めるかもしれないが，そうした応答は内的信念を反映しない。ここで，患者の内的信念としての痩せの理想化は，抑圧され変形した「死の理想化」である。敷衍するとそれは内的な「破壊性の理想化」となる。こうした破壊性の理想化のもとで彼女らは食物摂取をコントロールし，強迫的運動などを通じて低体重を維持するのである。この内的信念はほぼ妄想と見なしてよい。したがって，医師やその他の専門家や周囲の大人たちが，彼女らに食物摂取を促しても，その都度納得したふりをするかもしれないが，結果的に体重が増えることはない。とはいえ，彼女らは，先述した強迫性の維持によって完全に狂気に陥ることを免れており，心の内部には死が蔓延しているもののそれはあくまで内的な心の死に留まり，本当に身体的生物学的な死を望んでいるわけではない。だから，彼女らは能動的ではないかもしれないが何らかの形で治療を受けることとなる。そこには，身体の死に至るような低体重や低栄養からは脱する必要があることを受け入れる余地があるものの，心の死の状態は維持することが交換条件となることを見逃すべきではない。だから，彼女らは病気の本質をよくわかっていない治療者を好みがちである。その時彼女らが医師たちに発するメッセージはおおむね次のようである。「身体は死なさず，心の病気は治すな」。

このメッセージを受け取れる感度のある治療者は，彼女らの従順な態度の背後にある暴力的で破壊的な支配性を感じ取ることができるだろう。こうした心のありようは，クライン派の分析者ローゼンフェルド・Hが詳述した破壊的ナルシシズムとして理解できる（Rosenfeld, 1971）。これは複雑に組織化された自己愛対象関係であり，破壊的超自我という，心の生命性に拮抗し内的な搾取関係を構築するいわば内的なギャング組織である。これはのちの継承者シュタイナー・Jが病理的組織化として，そして心の退避として描き出した内的平衡維持システムである（Steiner, 1993）。この病的な平衡が維持されるのは，突出する不安に耐えられないためであり，そのコントロールのためである。心における病理的組織化が働く病気の中で，摂食障害はかなり特殊で重症の部類に属す。どのように特殊かというと，それは不安の防衛としての病理的組織化の形態を取るものの，支配する対象が身体であり，より原始的な水準の病理としての心身症，自閉症，精神病とも関連してくるので，ナル

シシズム病理を逸脱することが多いからである。要するに心の病でありながら，心の構造の中に収まらないか，そもそも心の構造がうまく生成されてもいないからである。だから，摂食障害の中で，上述した破壊的自己愛が内的対象関係として，例えば夢において，ヤクザ組織に脅されている局面が現れたり，地下牢に幽閉されている情景が現れたりするなど，顕在的ナルシシズム素材が現れるなら，その患者の心はまだ生きた状態を維持していることが読み取れるのである。こうした，内的状態が読み取れるような患者には，BN を伴うケースが多いが，その場合治療的にはおおむねパーソナリティ症に準じる形となる。だが，多くの場合，そのようなナルシシズム的臨床素材すら欠如し，あたかも患者の心には誰も住んでおらず，凍りついてしまった氷河の世界のようで，全く空想が捉えられないことの方が圧倒的に多い。

b. AN の精神病性

　そもそも現実離れした痩せの追求とその信念は，常識をもって判断するなら，その度合いの極端さから見て狂気である。彼らの自己の身体像の歪みかたは，ボディ・イメージの障害と言われるがその前にむしろ妄想の顕現であると言ってよいだろう。痩せの理想化は，体重や体型への妄想知覚にまで突き抜けてしまうのである。これを多様性の尊重の名の下で，妄想ではなく価値観の違いなどと判じる態度は，全く患者の助けにはならず，逆に無理解であり非倫理的だと私は思う。彼女らに問いかけてみると良い。多くの身長 160cm，体重 30kg の慢性患者は，自分は太っていると述べるだろう。これはある種の部分的な精神病である。脂肪がつくなら，「身体に毒がまとわりつく」と本当に感じていることがわかる。これは恐怖症を超えて幻覚である。このままではまずいのではないかと薄々感じている患者はまだ病初期にあると見てよい。慢性化した患者たちは，おおむねこの部分的精神病状態にある。一見通常の社会的コミュニケーションは損なわれないので，この部分的精神病は過小評価され否認されてしまうこととなる。

　精神分析的な治療の途上で，精神病的な素材が捉えられることも稀でない。例えば，ある患者が報告した夢では，「ある国で戦争が起こっており，破壊されたビルの瓦礫に立ち尽くしている。すると突然，銃を持った狂人が乱入してくる。殺されるに違いないと怯えるが，その男は彼女ではなく自らの頭を撃ち抜いて死んでしまった」。ここには，思考とその破壊が，自らの頭を撃ち抜く行為として捉えられており，そもそも思考することや理解することと精神病的な狂気とが混同されてしまう様子が見て取れる。つまりこの乱入する狂人は，彼女を理解しようとやってくる「考える治療者」を意味しているようでもあり，そもそも痩せを維持する気の狂った自分を意味するようでもある。患者にとって，理解してくれる対象が狂っている

と感じられるために，思考は狂気であり，それゆえ思考する頭を破壊し殺害してしまう必要がある。つまり，自分なのか治療者なのか，どちらが狂っているのかがわからなくなってしまうのである。これは悪性の投影同一化によって内的混乱が助長されてしまう深刻な内的状況を描き出した夢である。

とはいえ，摂食障害において顕在的な幻覚妄想状態になるような精神病破綻をきたすことは稀である。つまり，精神病性の現実検討障害は，食物と体重，体型の領域に限局されるために，あからさまな精神病破綻を来なくて済む。ここに強迫機制の本質的な防衛効果が現れる。強迫機制のおかげで一見現実検討能力が失われることはなく正気が保てるので，外的な社会的現実の世界に留まることができ，それなりに他人と実際上の会話が可能である。したがって，粗大な精神医学的判断では，精神病ではないと見なされることとなる。

しかしながら，深刻な慢性摂食障害患者を長く診療していると，異常な事態が突如現れることがある。慢性的に危険な低体重だったある患者は，入院を頑なに拒んでいたが，それでもさらに体重が減少し続けていた。治療チームもお手上げの状態だったある時，患者が幻覚妄想状態で救急搬送され入院してきたのである。いわゆる精神運動興奮を伴った幻覚妄想状態で，痩せ細った身体以外では，統合失調症の急性増悪にしか見えない状態で即刻入院となり，病棟では保護室対応となった。患者は精神病破綻の中，臆することなく保護室で貪るように出された食事をすべて平らげた。2，3カ月でかなり体重が回復した。正気に戻った彼女が言うには，低体重で引きこもる中，心拍が20台になり心臓が止まると感じてからのことを全く覚えていない。身体的な死の危機を感知したことにより，彼女が生命を防衛すべく自ら精神病状態になるという形で心を破綻させ，食の抑制を解除する逆説的方法をとることで，生命の生き残りが可能になったように見える。これは特殊な例だが，生命維持のために，病気の心を含めて心を破綻させ（ある種の自爆），獣のように退行することで，食の制限を解除し，命を長らえるこの生き残りの方法は大変興味深い。だが，この後「正気？」に戻った患者は，徐々に痩せてゆき，全く病気が治っていなかったことが判明し，家族と治療スタッフは落胆することとなった。要するに脳は正気に戻ったが心は狂気に再び陥ったのである。ここで，興味深い仮説を立てることができる。狂気madnessと精神病psychosisの定義的な相違である。狂気とは，死の恐怖に際してそれを概念化できずに耐えられない状態を意味する。つまりそれは心が生きたまま死に晒されることである。他方，精神病とは心が死んだ状態に保たれてしまう状況を意味する。この狂気と精神病の区別は，臨床的にかなり有意義であると私は思う。精神病破綻を来したなら，もはや主体は恐怖を体験する能力を失っているのである。

c. AN の自閉性

一群の AN の患者では，特に自閉スペクトラム症の特性が顕著な場合が少なからずある。本格的な自閉症というよりは，言語能力の高いいわゆるアスペルガー症候群の患者である。彼らは特に孤立してみえ，黙々と痩せを追求しているが，中核群の AN に比べると痩せの理想化があまり顕著でなく，その代わりに身体像に独特の意味付けをしており，奇妙な形で食にこだわる。コミュニケーションもスムーズでなく，独特の哲学的思考が目立ち引きこもりがちである。ロレンスも冒頭部分で引用するビンスヴァンガーの症例「エレン・ヴェスト」はおそらくこの範疇にある患者であろう。痩せや食への奇妙なこだわりは，タスティンのいう自閉対象 (Tustin, 1981) の特徴を持つ。心が心として存在しないように，体験を感覚へと還元し続けるために使用されるのが自閉対象であり，その維持のために必要となるのが自閉性操作 autistic maneuver である。このタイプの患者では，彼らにとって耐えられない「情緒的に存在すること」の具現化に見える身体を，特殊な形で極限まで消す試みとしての拒食や偏食が生じると考えられる。彼らの恐れる存在性は，自分の体と同一化した「母の身体」であり，もっといえば「母の性的身体」である。彼らの痩せの追求は求道的であり，それが唯一可能な存在様式のように見える。消えること，存在しないことを目指した拒食は奇妙な自殺願望を伴うこともある。この状態は通常の摂食障害とは異なり，ナルシシズム的な組織化は内的に生じていない。これは彼らの心に，いわば「人が住んでいない」ことを意味する。むしろ彼らが陥っているのは，内的対象関係の病理ではなく，心と体の統合不全であり，存在性の困難である。彼らは身体的に消えることこそ，唯一心の存在が可能になる方法であるという本質的に矛盾した状態にいる。だから，彼らにとって太ることは，心的に存在できる唯一の場を失うことを意味し，肥満は死，もしくは非存在を意味する。

とはいえ，この一群の患者たちに認められる「心的存在性と身体的存在性の乖離」は AN 患者の精神病理における中核的問題でもあるため，摂食障害の精神病理の一側面がこれらの患者において極端に突出しているといえるかもしれない。そうした意味では，摂食障害における本質的問題としての「心が心として生きているか？」という問いはこの一群において特に鮮明となる。

4. 過食症という病

BN は，摂食障害の一型だが，AN を伴う場合と伴わない場合とがあり，それぞれの精神病理は異なる。AN から回復する際に過食が生じることもあるが，必ずそうなるわけではない。BN はそれ自体特有の精神病理を有するのであって，単に拒

食の反動で生じるわけではない。BN の病理は，AN の強迫的コントロールに比べて衝動コントロールの破綻が前景にあり，無意識の内的対象関係においては，両親対象を飲み込み，噛み砕き，殺害する空想を伴っている。また症例によっては，対象喪失に引き続いて過食が生じることがあり，食人的摂り入れという原始的な服喪作業の試みと見做せることもある。したがって，過食は対象を殺害することであると同時に内的に復活させることでもある，精神分析的治療の中でそうした空想が明らかとなる BN 患者は少なくない。

　さらに思いのほか多いのは，AN における自閉対象の次元の問題と同水準で過食が生じる症例である。この場合過食は，存在基盤に生じた亀裂を補修する切迫した試みとして行われる。いわば心の存在基盤に空いた穴に食べ物を補填材のごとく詰めることで，真空化を防ぐ試みとなる。その場合患者は，過食に際して耐え難い虚無や空虚を訴えるだろう。したがって，過食をコントロールするよりも，むしろ安定した治療関係の中で絶望的な虚無体験が相応の心的空想体験へと引き上げられる機会を見逃さずに感知し，適切に応答することが重要である。この際鍵となるのは，患者が「死にたい」と言い出す局面である。これは先述の絶望的な虚無が心理化 mentalize する過程であることが多く，この局面では『虚無』⇨『死の恐怖の投影同一化（「死にたい」と治療者に向かって述べること）』⇨『治療者の感度ある応答による死の恐怖の概念化』という，虚無体験（死）の意味化のプロセスであることを敏感に感知し理解するとともに，心の理解のみならずさまざまな社会的・身体的マネージメントも同時に発動させてゆく形で生物・心理・社会的諸次元で応答する必要がある。これは，いわゆるビオンのいうコンテインメント（Bion, 1959）つまり，有機的意味化のプロセスである。

　過食のみの患者に比べると，過食を打ち消す意味で行われる自己誘発性嘔吐や下剤乱用などパージングと呼ばれる浄化行為を伴う患者では，倒錯性や嗜癖性の問題が加わり病像は複雑化する。いわゆる行動化の病理，偽りや歪曲の病理が加わるので，内的にも虚偽性に満ちた関係や行動が拡大する。こうした患者は体重や食事摂取を含め自分の言動が万能的に打ち消し可能であると信じているため，治療においては平気で嘘をつく。拒食と過食そして嘔吐などのパージングを伴う患者群では，治療者との関係は，悪性の依存や懐柔，あるいは暴力性と罪悪感など，不安定化しやすくなる。そのため BN 患者の病理は多岐にわたり，治療においてはその患者の症状や行動の背後に患者特有の心的状態を見出すことが肝要である。

　では，さまざまなタイプの精神病理を持つ BN という症候群における共通要素は何だろうか。BN は，痩せや拒食を伴う症例であれ，伴わない過食のみの症例であれ，心的渇望と空腹の区別がつかないという心身未分化状態にあるという点で共通して

いる。やけ食いは，しばしば比喩でない。気晴らしのために食べ，それが常習化する患者においては，心の空虚と空腹とが分化していないと見做せること多い。そうなると，対象関係を構築する基礎となる機制である「摂り入れ introjection」と「投影 projection」が具象性を帯びることとなり，心の空虚を埋めるために過食し，耐えられない心的体験（空虚・痛み・フラストレーション，そして最も深刻な場合「存在性の亀裂」「心における死の概念化不全」etc.）は嘔吐や下剤乱用によって「非体験」へと還元されてしまうのである。

a. 過食 binge eating

症候学的に見ると過食には大別して二つある。発作的な過食と一日中かけて食べるダラダラ食いである。前者はいわばスイッチが入る形で過食に至り，かなりの短時間で大量の食物を摂取するが，何らかの意識変容が起こっており軽度の解離状態を伴う。患者は自分が食べたものに後になって気づき，食べた覚えがないので驚くことになる場合がある。このタイプの BN の背景には被虐待などによる心的外傷が発見されることがある（飛谷，2001）。他方，ダラダラ食いの場合には解離性よりもむしろ嗜癖性が顕著である。その場合過食は，原対象（母・乳房）との分離性の困難や依存の問題が具象化して現れたものと理解することができる。

では，過食という症状行為の背後にある対象関係空想について考えよう。過食が具象化した摂り入れであるとするなら，その背後に自我の亀裂，もしくは内的対象の喪失があると想定することは理にかなっているだろう。何らかの重要な対象の喪失に続いて BN が生じることは稀でない。これはある種の抑うつであり服喪の不全状態を意味する。失われた対象と同一視した食物を具象的に体内化 incorporate する行為，すなわち喪の行為としての過食である。だが，こと BN に限って言えば，空想は実際の対象喪失よりも複雑である。つまり，摂食障害としての BN は，AN と同じく強迫性の空想が基礎となっているのであり，この服喪不全における具象的万能的摂り入れの背後にある空想は，親対象やその間の関係の殺害空想であり，何らかの殺人空想が隠蔽されているために服喪不全とは異なる。BN では，噛みちぎり飲み込むタイプの獣的殺人空想と略奪や盗みといった母親内部の価値あるもの（父親のペニスや赤ん坊：クライン（Klein, 1932））を根こそぎ強奪する空想が認められる。これらの空想は特に盗癖を伴う BN に認められる（飛谷，2002）。

さらに，存在性の亀裂という深刻な自閉性病理が背景にある症例は思いのほか多いので，BN の患者は AN 患者と同様に，おおむね重症であるとみなすことができる。過食の発作は突発する強烈な虚無感，空虚感など存在性の亀裂の体験に引き続いて生じるものであり，患者たちはそれを「底なしの闇」「無」などと表現する。その

背景には存在の自明性が失われる体験が示唆され，その状況は情動と感覚における深刻な「非存在への陥入」を思わせる。

b. 嘔吐 vomiting

摂食障害の場合，嘔吐は基本的に自ら導かれる自己誘発性嘔吐である。だがその動機となる内的状況や意図などを考えに入れると，同じ嘔吐でも患者によって見えてくるものが随分異なる。自己誘発性嘔吐には嘔気を伴う場合と，嘔気を伴わない場合があるが，どちらにせよこれらは自らの身体になされる暴力的コントロールであるとみなすことができる。動機についてみると二つ考えられる。一つ目はかなり意識的操作的であり，過食によって取り込んだ大量の食物が栄養にならないよう，痩せを維持するためになされる万能的な打ち消しであり，食物と自己身体の浪費である。過食にも罪責感を伴うし，さらに嘔吐にもまた別の罪責感を伴う。多くの場合，過食に伴う罪責感は内的な性的両親の殺害に対する罪責感が最も深いものだが，より精神病的な場合には，体内に混入した異物をとにかく取り出したいという，毒を取り除きたい切迫した衝動を罪悪感として体験していることも多い。

痩せを維持するためになされる，行動の打ち消しとしての嘔吐は，ある種の不正行為であり，犯罪的なナルシシズムの所作である。それに対して，胃に何か異物が入っているという体験は，より無意識的であり，それには深刻な象徴形成不全（シーガルのいう象徴等置（Segal, 1981））を伴う。これは対象関係における具象性の表れであり病理であるといえる。自己誘発性嘔吐は時に喉の被虐的快感を伴いしばしば嗜癖化するため，吐くことを目的として過食する患者が稀ならず存在する。これはいわば自慰化した嘔吐であり，ここに倒錯性を見ておく必要がある。嘔吐の嗜癖化により，強酸である胃液が体外に失われることで，患者の体液電解質バランスは崩れる。また強酸暴露により歯牙のエナメル質が失われ虫歯に苛まれることとなる。

ここで区別しておく必要のある重要な視点がある。それは，摂食障害における自己誘発性嘔吐とヒステリー性の嘔吐とはそれに伴う空想が全く異なるということである。消化器官と心の意味空間との区別ができない点ではどちらも共通しているが，摂食障害におけるその症状は「摂り入れ不全の具象性」の顕現であり，そこで心の働きとしての空想はいわば挫滅しているので，内的両親の性関係を殺害しているといった空想はほとんど意識化することができない。このように心の損傷の度合いという点では，嘔吐という症状に空想領域の広がりを発見できることが少ないために，摂食障害の方がより深刻であるといえる。他方ヒステリー性（転換性）疾患では，嘔吐や嘔気の背景に「妊娠空想」や「新たな思考の受胎」などといった，病理的だが意味作用としては豊かな空想を捉えることができる。さらに，摂食障害の場合，

自己誘発性の嘔吐は，消化吸収を阻止するための排泄行為であり，ここでは口唇や喉頭，あるいは咽頭を，排泄器官に転じて使用しているわけである。つまり，口を肛門として使用していることとなり，これは口腔の倒錯使用である。

c. 下剤乱用（飛谷, 2002）

下剤乱用は，患者が慢性化するのに伴って嗜癖的嘔吐に加えて生じることが多いが，重症化の指標となる。極端な患者では一日に数百錠の下剤を服用することがあり，臨床医を驚かせる。体内から悪い対象を具象的に取り除きたい切迫感を伴った空想が促進因子となるが，取り入れた悪いものが吸収されずに下痢として排泄されることに快感と安堵を得ることで，ある種の開放感が体験されるため嗜癖化しやすい。また，緊張の解放ばかりでなく，身体内部を空に保てることでの安堵も伴う。さらに，下痢を繰り返すために肛門周囲に炎症が生じやすく，肛門付近の痛みが慢性化しやすい。この痛みがマゾキスティックな満足を生み，その背景に肛門マスターベーション空想など性倒錯的な対象関係空想と，肛門自慰による特有の病理的内的対象関係（メルツァー・D「閉所」（Meltzer, 1992））とが潜在していることがある。これは浣腸を嗜癖的に使用する症例などで顕著である。強制的な排便の背後には，内的対象としての母親の内部と同一視されている自分の直腸内部に侵入し内部世界を支配する空想があるが，こうした乱用行為を停止しない限り，そこでのサド・マゾキスティックな対象関係空想は顕在化しがたく潜行したままとなる。

特殊なパージングとして，まれに抜血や瀉血など循環血液を常習的に抜く患者があり，感染症や貧血により生命が脅かされるまでに深刻化することがある。ただ，これらの患者の行為を理解するにあたっては，単純に自殺企図や自傷として一括りにするのみでは不十分であり，瀉血するその患者に特有の空想を伴っていることを見逃すべきではない。下剤乱用の背景に内的対象の内部への侵入空想や加虐被虐空想が潜在しているのと同様，これら瀉血には，「心に血が通うこと」への不耐性など，心身未分化により生じる病理的空想を伴っていることがある。ここで心に血が通うこととは，象徴形成作用を示しており，いわば「自分自身の生きた心を持つこと」（飛谷, 2021）を意味している。

d. 口唇と肛門の倒錯性病理

自己誘発性嘔吐と下剤乱用による肛門性の病理では，それらを対にして考察することで症状の持つ意味が鮮明になる。パージングとして一括りにできるこれらの病理的行動は，一見すると減少した体重を維持する不正行為に見えるだろう。実際患者はそのような動機のもとでその行為を始める。だが，それらの行為は容易に患者

たちのより複雑な内的病理の表現となり，固定化してゆく。患者の強迫性は殺人的であり，内的両親の性的関係を暴力的にコントロールする空想を伴っていることは，本書においてロレンスが鮮やかに明示したところである。両親の性的関係をコントロールするという次元は，現実の両親間の関係，つまり外的な全体対象に基づく関係のみに限らない。つまり，部分対象という，より原始的な対象関係を想定するなら，それはメラニー・クラインが明らかにしたように，母親の身体内部に関する空想として展開するものとして捉えることもできる。両親間の性行為の強迫コントロールは，母親の身体に位置付けられた父親のペニスや生まれてくる赤ん坊のコントロールへと向けられるのである。これは母親の身体への侵入空想を伴っており，母親の身体と同一視された自分の体を巡って自慰行為として行動化される。それが，過食嘔吐であり下剤乱用であり，口唇と肛門を使ったマスターベーションである。ここにおいて，倒錯の病理を見出すこととなる（Meltzer, 1966）。

　過食と嘔吐という口唇と喉の倒錯使用，そして下剤乱用による肛門を使用した行動化は，病理的な器官誤使用とみなすことができる。先にも述べたが，本来食物摂取のために使用するはずの口と咽頭が吐き出すために使用されることとなり，それは口が栄養の摂取のためでなく排泄孔として，あたかも肛門であるかのように使用されることを意味する。こうして，口と肛門，食物と糞便が倒錯的に混同され，摂り入れと排泄とが口という同じ器官によって担われることで，空想においてミルクと糞便の区別がつかなくなってしまう。対象と自己との分離の痛みは，嗜癖的に追求される快感と共に排泄され続ける。乳児期の授乳状況における口唇と喉頭水準でのオルガズム的快感（alimentary orgasm : Rado, S. 1926）と肛門サディズム的な排泄の快感とが，ここで混同されつつ結びつく。このことが，過食嘔吐と下剤乱用が嗜癖化するメカニズムだと思われる。その背後には分離の痛みや自律の要求に対する敵意があり，その痛みと敵意を排泄の快感へと変質させ，対象の悪意だと乳児に感じられるものを対象から切り取り，感覚的快感のみを残すフェティシズム的な病理状況を招くこととなる。こうしたことから，過食嘔吐，下剤乱用という症状行為は自慰と呼ぶに相応しいのである。また，口唇・肛門領域を使用したマスターベーションと見做すことができる過食とパージングという一連の症状を，より情緒化された体験側面で理解するなら，これは親密さへの渇望と対象に飲み込まれる恐怖との振動であると捉えることもできるだろう。これは，倒錯病理についてグラッサーが述べる核コンプレックス（Glasser, 1979）の概念につながるものとなる。この親密さへの渇望と飲み込まれる恐怖との振動は，情動としての貪欲さと依存することへの恐怖を伴う困難と同義である。

5. 摂食障害の心的状態

a. 貪欲さと依存，それらへの恐怖

摂食障害患者は自分自身の貪欲さ greed を恐れている。貪欲さは，依存対象への羨望と対となって生じる破壊的情動であり，「羨望と感謝」（Klein, 1957）という画期的な著作においてメラニー・クラインが，それを人間に生来備わる心の成長阻害因子として明るみに出し，その知見により精神分析における人間理解と臨床技法における豊穣な進歩をもたらした。この達成においてクラインは，物質的満足を飽くことなく求めるかに見える強烈な渇望を，むしろ破壊的情動として概念化することで，本能（生の本能と死の本能）と情動とを区別するとともにそれらを関係づける基礎的な視野をもたらしたことになる。抑うつポジション概念の洗練過程において，欲望の満足とは異なる次元の対象愛や対象希求性が生来的に乳児に備わっていることを発見していたクラインにとって，飽くなきリビドー満足であるかに見える貪欲さが実は破壊の情動であると気づくことに困難はなかっただろう。こうしてクラインは，リビドー満足という量的な関係理解から離れることができ，最早期の乳房／母親への憧れと母の眼差しに現れた母の心とのコミュニケーションという人間的情動交流領域の生来性とその発達的重要性を強調するようになる。これはクラインが物質的満足への欲望とは異なる情動領域を，生来性の人間的対象愛の領域として認識したことを意味する。それゆえクラインは，貪欲さを対象愛に拮抗するものとして概念化することができたわけである（Klein, 1952）。

では，摂食障害患者においてこうした情動，すなわち貪欲さの突出と，自分の持つ貪欲さへの恐れはどのように現れているのだろうか。AN の場合，貪欲さへの恐れは極端に少ない食事量と体重コントロールとして現れている。そして BN の場合には，過食という形で貪欲さは食の衝動へと変形され，具象化と脱心理化を被る。つまり貪欲さへの恐怖は脱情緒化されて不快へと置き換えられている。この摂食障害における貪欲さの変形は，まさにメラニー・クラインが抑うつポジション概念の創出過程（Klein, 1935, 1940）において，量的欲望から人間的質としての情動（対象愛・希求）へと発展させた動きとは逆である。対人的領域に目を移すなら，摂食障害の患者は依存心を貪欲さへと変換してしまう病理的変換を行い，そこで貪欲さを喚起する情動としての依存心を，脆弱性の感覚や恥辱，あるいは無力性へと導くものとして恐れる。ここで彼女らの心の中で依存心を貪欲さへと変換するものが，ほかならぬ「羨望」という情動なのである。

こうして患者たちは，人に頼らない自己完結性を理想化し，他者からの援助や理解を拒む。そして，依存心の増大を招くものとして人との接触を極端に避けるため

に孤立する。さらに，依存の拒否と貪欲さへの恐れは，食行動の中に封じ込められるとともに，にわかに空想として捉えられないまでに無意識化されてしまう。これは抑圧ではない。生物・心理・社会領域（プロト・メンタル・マトリクス（Bion, 1961））という，より原始的な心の層にまで分解されおおむね脱空想化する（ホワイトアウト）ところにまで至ると考える方が実際の状況に合っているだろう。

b.　ロレンスが描き出した拒食症心性

　AN 患者がこれほどまでに自分の身体をコントロールするのは，患者の人生がコントロールできないことを代償するためであると述べたのは，摂食障害治療の先駆者カナダの分析者ヒルデ・ブルックであった（Bruch, 1974）。そして，本書の著者マリリン・ロレンスが，それをさらに精神分析的な視点へと高め，「患者がコントロールしようとしているのは，実は彼女自身の心である」と明確化したことは冒頭部分ですでに述べたが，その意義の探求をさらに深めたい。

　これは摂食障害の患者の心を描写する至言だと私は思う。さらに繰り返しになるが，彼女は，摂食障害患者が，ある嫌悪のために自分の心の状態を仮想の安定に導こうとし続けるのだと述べる。そしてその「ある嫌悪」の対象が重要なのだが，低体重と食行動の異常の中に固く隠蔽されているために，それは容易に姿を現すことはない。ある嫌悪の対象とは，先述したように患者の「性的自己」であり，内的両親カップルの性関係，つまり創造性に満ちた性的関係である。AN も BN もともに，内的世界における性愛感情を持つ自己と性的関係を持つ両親を暴力的にコントロールし，殺害しようとすらする。しかしながら，内的両親を殺害するなら，その内的な死は，心を失うことに等しい。

　この内的両親の殺害は深刻な結果をもたらす。それは心が摂食障害固有の死んだ状態に保たれてしまうことにある。ある意味でこれは比喩ではない。つまり，心が生きていることと，身体的・社会的に生きていることとは異なるために，内的な性的両親が殺害されてしまったまま身体的に生き，社会生活を送っているように見せかけることができるからである。しかも，こうした内的状況はある種の安定をもたらすために，患者たちによってむしろ求められ，さらには理想化すらされてしまう。死んだように心が動かないが，それゆえ心の痛みや不安や恐怖，あるいは敗北感や無力感を感じることもない。

　摂食障害患者の内的世界において，心の状態をコントロールする主たるダイナミクスは，内的両親間の意味ある接触をブロックし続ける強迫メカニズムである。また，それに加えて，両親との葛藤に起因する抑うつ的な痛みに対する躁的防衛，すなわち自らの心に与えた破壊による損傷を否認するメカニズムもそれと協働してい

る。心の中での生産的活性の抑制と停止によって生じる内的破綻は躁的に否認され，関係からの引きこもりと自己理想化（低体重と痩せの理想化）が顕著となる。おおむねすべての内的対象関係活性が失われることで心の発達は停止する。こうしてもたらされるのが，ロレンスのいう「ホワイトアウト White-out」である。この臨床状況では，患者との会話は表層的で単調となり，人間的な充実感が欠落するため至極貧困なものとなる。ここでは内的な（両親）カップルはすべて死滅している。こうした貧困な白紙性が理想化され，それを導いた圧倒的な暴力性は否認されている。こうして「心の凍結（心の生きた部分の仮死化）」が維持されるのである。

c. さらなる拒食症心性

AN の患者は治療の中では多くを語らず至極淡泊である。依存の必要もフラストレーションも全くないある種のニルヴァーナ的融合状態を維持しているように見える。真っ白で，無個性，均質で，神話的物語の欠如した神の世界を生きているようにも見える。これが AN 特有の病理的平衡状態である。しかしながら，治療的面接において精神分析的設定をなんとか維持し，患者の病的平衡の欺瞞を指摘し続けつつ，彼女らの心にアクセスするよう試み続けるなら，一見動きのない静けさの背後に，荒涼とした廃墟や災害の跡，あるいは墓場のような状況が見えてくるだろう。理想化された純白の世界の背景に隠蔽されているのは，「ニーズを抱え，依存できる自己の死」「生き生きと心を使うことができる母親の殺害」など大規模な殺戮の痕跡である。BN でも，AN でもこうした内的殺人は夢素材や実際の殺人事件への言及などとして観察できることがある。

BN の特徴は，対象関係におけるホワイトアウトが完全には成し遂げられないことである。BN では過食と嘔吐のシリーズ化によって殺人空想が日常生活の中で具象化するが，依存心や貪欲さは過食や嘔吐として繰り返されるので AN のように内的な死が維持できない。このように BN の場合，内的殺人が生じても死んだ状態が維持できず，空想において自己や対象が復活するのでさらなる殺害が必要になるという悪循環が生じ，内的状況は AN に比べるとかなり騒々しいものとなる。過食や嘔吐のたびに背後である種の内的連続殺人空想が喚起されているため，破壊性の次元が人間世界に留まるようである。BN は空想や行動化が激しいので厄介だが，少なくとも生きた情動や行動が現れては殺害されるという動きや混乱が捉えやすい。

他方 AN では，世界自体が真っ白になってしまうので，内的世界の砂漠化，内的生物の死滅など，世界消滅が人間関係世界にとどまらない。しかしながら AN の心的世界はあまりにも静かなので，その深刻さが今ひとつ実感され難い。このような AN における「心の凍結」は，発話の貧困，表現の抑制ばかりでなく，物事

や気持ちというものを著しく軽くしてしまうさまざまな情緒的重力の減弱によって現れることも多い。例えば、深刻な状況であるにもかかわらず軽妙な語り口を維持すること、ある種の馴れ馴れしさ、何かと笑いで誤魔化すこと、顔に張り付いたような作り笑いなどである。これらの態度には痛みの体験の深刻さを軽くしてしまう心的作用を読み取る必要がある。つまりこうした情緒的重力場の軽量化は、人生の意味を軽くしてしまい、痛みも含めて心の生命感を著しく軽くしてしまう「死の本能」の働きであると考えられる。

6. 摂食障害の治療

a. 患者が治療を求めるとき

　一部の例外を除いて、摂食障害患者が自分の慢性的な病気に変化を求めてやってくることはまずありえない。患者を治療に導くには別の理由がある。何らかの病的バランスが崩れた時に、治療者が平衡（コントロール）を取り戻してくれることを求めてやってくるのである。つまり、病気によって内的にも外的にも、身体的にも心理的にも、すべてがコントロールできているなら患者はどれほど痩せていようと治療にはやってこないだろう。そうしたコントロールのどこかに綻びが生じたときにこそ、患者は助けを求めざるを得なくなる。患者が抑うつに陥ったり、不安に苛まれたりすることはむしろ稀であり、それよりはやはり痩せの深刻化の歯止めが効かないことでの受診の方が多い。これはある種の破綻であり、痩せの勢いに任せるなら本当に命を落としかねない。患者は、このままだと「本当に死んでしまうかもしれない」と幾分正気を取り戻した時に治療を求めるのかもしれない。しかしながら、この際には治療において命の危険を脱したら、急に体重増加は止まるだろう。つまり、「AN のナルシシズム」の項目でも述べた通り、患者たちの多くは、身体的には死にたくないものの、「心が生き返ること」は歓迎しないのである。他方BN では、過食や嘔吐という症状自体苦しいので、食べ吐きが激しくなりすぎた時に治療を求めてくることもあるが、この場合も、症状が意味化することで心的に苦しくなるため回復への抵抗は強く、治療において内的殺人状態が明らかになってくると治療への動機は著しく低下することとなりやすい。

b. 転移状況

　摂食障害患者の治療において生じる転移的圧力の共通点は、内的対象関係の脱・生命感コントロールが治療者と治療をコントロールすることとして外在化されることである。つまり、多くの場合治療者は患者を理解するということと、変化をもた

らすという重要な活性，これらの二点において無力化される。治療者は有効に働けず，患者の病気を維持する下僕のように振る舞わされることとなる。患者たちが治療者として特に医師を好む背景には，医師たちが生物学的生命維持に関する知識と技術を持ち合わせている反面，心への知識が乏しいとみなされていることがある。患者の心を理解できず，心へのアプローチができないなら，治療は一見スムーズに展開しているように見えたとしても，体重は一向に増加しないだろう。例えば，一時25kgだった体重は入院治療によって32kgまで順調に増加するが，その後ピタッと増加しなくなる。そして，退院すると再び25kgに戻るだろう。

　このような状況に甘んじるなら，何の進展も変化も起こらず不毛な体重回復と体重減少を繰り返すのみである。しかしながら彼らの心になんとか治療者が接触できるなら，彼らの心を理解し，変化へと導くことが可能となる機会は十分にある。思うに，摂食障害患者の心の理解と変化は，精神分析的な方法と理解によって最も有効にもたらされうる。

c. エディプス状況と心的生命（飛谷，2021）
：拒食症における心の死と再生

　治療において捉える必要がある最も重要な内的対象関係は，摂食障害患者が無意識的に内的両親の関係（エディプス状況），特に性愛的関係性を摂り入れの制限によって暴力的にコントロールしている内的事実である。それは多くの場合，空想や夢，あるいは過去の経験への言及などに何気なく現れてくるので，見逃さないよう感度を維持せねばならない。これらは，当然強迫症の空想に似るが，暴力性と殺人性の強度が著しいという点でそれとは異なり，口唇性と肛門性の混合という意味でより病理的で悪性であるといえる。精神分析的治療では内的両親カップルとのエディプス状況（原光景空想）から生じる抑うつ的痛み（被排除体験，羨望など）を躁的に削除する様が転移状況や夢に現れてくる。だが，食行動と体重のコントロールに限定された形で，先述した象徴等置水準での強迫性が維持された状態ではこうした空想は顕在化しにくく捉え難いのもまた事実である。摂食障害の精神分析治療が大変困難であることの理由のうちの一つが，摂食障害の心がこうした象徴等置的水準で機能していることにある。とはいえ，このように心的要素としての表出が困難な中で，転移や夢において病理的空想を捉えることができるなら，治療は大きく進むだろう。食行動と体重のコントロールにより，内的両親を飢えさせ，性的関係を遮断し，次なる子どもが生まれなくする空想を維持することで，内的対象関係および内的世界そのものを強力にコントロールしている様子を転移空想や夢において捉えることが肝要である。

治療において患者特有のエディプス状況が現れ，それを探求できれば早晩，生来的な貪欲さの激しさ，両親からの過剰な投影にさらされ続けたこと，もしくはその両方によって形成された「侵入的対象（自己の貪欲・対象の侵入的投影）」が現れてくる。そして，患者の心が，侵入的対象とそれを拒絶することによって著しく損傷されているがために，内的に仮死状態となり，内的世界が凍結されていることが具体的に実感される。このように患者たちが栄養やエネルギーを遮断することは，内的な摂り入れの停止をももたらし，その結果性的・創造的両親結合が切断される。そのため，思考を含めた創造活性が完全に停止することとなり，空想や夢見が不活化されて，心に死がもたらされるのである。また，重症例，慢性例では心が心身未分化状態にまで退却するために心がシャットダウンする。

私は，摂食障害の精神分析的治療の経験から，患者の原光景体験や空想をはじめとした内的エディプス状況が心の生命に深く関わっていることを実感している。つまりロレンスが示唆するように，心とは，摂り入れられた両親とみなすことができる。メラニー・クラインはそれを内的対象と呼んだ。それは患者の内部で「生きて」関係し合う両親でありこれはクラインのいう「良い対象」の前提となるものである。この内的両親が生きているかどうかは，患者自身が，両親の性的リアリティを受け入れることができるかどうかにかかっている。ここでいう両親のリアリティこそ，エディプス状況の意味するところである。繰り返しになるが，内的両親のリアリティを受け入れる能力によって心は生きるのであり，個人の心の生命感はそれによって規定されるのである。さらにいえば，この心の生命感は象徴形成機能の発動力に等しい（飛谷，2021）。それゆえ，摂食障害では内的両親の殺人的拒絶により，彼女らの心は生命活性を失うのである。

したがって，摂食障害の治療は，極度に痩せて他人に「死の恐怖」を見せる「屍の如き姿」として患者の身体（姿）に現れていた「心の死」を，身体にではなく患者の内部に探し当てる捜索として始まる。「心の死」の探索は，治療者の体験する「ホワイトアウト」として，治療において視野が吹雪により真っ白に遮られることから始まる。それでも粘り強く治療的に関わるなら，内的な病理的平衡状態の発見がもたらされる。患者の内部になんらかの形で，内的な殺人現場，あるいは凍りついた墓場の如き状況を発見することができるだろう。これはある意味で，雪山で瀕死の遭難者を救出するレスキューを思わせるだろう。心の再生は，内部で死んだ性的両親の蘇生によってもたらされる。内的両親が再生することで，患者の心は再び生命活性を取り戻すとともに，象徴形成能力が回復してくるだろう。つまり，内的両親が再生し，心に再び血が通うのである。内的両親が生きてくると，今度は死にかけていた自己が覚醒することになる。患者は苦しむことができるようになる。ここで

患者は「死の恐怖」を自分のものとすることができ，心はコントロールできやしないことを知る。心がコントロールできないことを受け入れられるなら，患者は人生を自分のものとして生きることができるだろう。

7. ロレンス先生について

　最後に著者，マリリン・ロレンス Marylin Lawrence について述べたい。まず何よりもロレンス先生が，本書訳出の約1年前（2023年）にご逝去されたことを報告せねばならない。日本の読者に彼女の摂食障害論が届けられる喜びを，先生に報告できないことを大変残念に思う。この知らせは，英国の分析家，阿比野宏先生からお聞きした。以下の紹介もロレンス先生から長きにわたり薫陶を受けられた阿比野先生にご教示いただいたものである。

　マリリン・ロレンスは，イギリスのケント州，美しい景観で有名なセヴノークスの程近く，13世紀から続く教会区アイタムという田舎町に生まれた。長じてリーズ大学にて比較宗教学と社会学を学び，1973年に学位を取得した。彼女は英国のビクトリア時代の詩人ジェラード・マンリ・ホプキンスの詩に親しんだ。文学的関心を分かち合った男子学生がのちに彼女の夫になるジョン・ロレンスであった。彼女は哲学科の教員から気に入られ，'Miss Nursey（旧姓），you have a very fine mind.' と言われたことを大変喜んでいたという。卒業後は精神科領域のソーシャルワーカーとして働き，程なくブラッドフォード大学でソーシャルワークの教鞭を取る。その頃摂食障害の臨床に関心を持つようになり，リーズの摂食障害カウンセリング・サービスでソーシャルワーカーとして患者たちと出会うこととなった。1980年代にロンドンに移住したマリリンは，タヴィストック・成人部門のソーシャルワークチームの一員となり，当時摂食障害ワークショップの長であったジアンナ・ウィリアムスと協力して摂食障害を研究し，治療システムの構築に尽力した。そこでの知見を通じて，本書を含む摂食障害関連の著作を記した。さらに並行して女性の心理療法に関する著作も出版している。本書は，精神分析的理解に基づく摂食障害論として数少ない著書のうちの一つであり大変ユニークである。またタヴィストックでの心理療法臨床に加え1989年からは英国精神分析協会での訓練を受け，精神分析家にもなった。その後，タヴィストック成人部門の主任となり，2003年からは摂食障害ワークショップを主催した。また，長らくタヴィストックの中で，さまざまな職種の専門家たちが最初に精神分析思考に触れる機会を提供する入門講座D58を設立し運営した。精神分析協会でも，持ち前の組織化力を発揮して出版部門の主幹を務めるなど要職を歴任した。

夫のジョンによると，彼女は温かく才能に満ち，控えめで慎み深く気品のある女性であった。家庭では母として，祖母として，献身的であった。料理好きで裁縫にも長けていたという。何年にもわたり彼女と共にタヴィストックで仕事をされた阿比野先生は，ロレンス先生が大変面倒見が良い上司であったこと，そればかりでなく，彼女の問題に切り込んでゆく鋭さが印象的だったと回想しておられた。そして，ロレンス先生が生きておられたなら，日本語の翻訳出版をとても喜んだことだろうと感慨深げに話された。

8. 翻訳について

本書が日本語になったことは，日本の臨床家にとって，そして何よりも日本の摂食障害患者にとっての大きな一歩であると私は確信している。生命危機への対応としての身体治療や食行動の改善を目的とした認知行動療法が日本の病院臨床の中心であり，一定の成果をあげてきた。とはいえ，多くの摂食障害患者を抱える病院では，患者たちが生命的に生き延びるために必要な治療を提供するだけで精一杯である。だが，摂食障害は心の病気なのである。そして，患者一人ひとりにその人特有の摂食障害がある。ここで必要なのは，患者たちの心の生命危機に対する，理解を通じた心の救命救助である。本書においてロレンス先生は，摂食障害患者との豊かな精神分析臨床から，患者たちの心に接触し彼女らの心の生命危機に対する理解の心強い手がかりを示してくれている。

本書は，北岡征毅氏がロレンスの著書に惚れ込み，訳出されたものである。本書の翻訳は正確であるばかりでなく，気品のある凛としたロレンス先生の文章をその息遣いも含めて格調高い日本語にすることに成功している。北岡氏は重篤な摂食障害患者の治療に携わってきた経験を持つ臨床家である。そうした豊かな臨床経験によって本書の訳出が可能となったのだと思う。ここに敬意を表し，御礼申し上げたい。

文献

Bion, W. R.（1959）Attacks on linking. In: *Second Thoughts*. London: William Heineman Medical Books, 1967.［Reprinted London: Karnac, 1984.］

Bion, W. R.（1961）*Experiences in Groups and Other Papers*. London: Tavistock Publications.［Reprinted London & New York: Routledge, 1989.］（池田数好訳（1973）集団精神療法の基礎．岩崎学術出版社）

Bruch, H.（1974）*Eating Disorders: Obesity, Anorexia Nervosa, and the Person Within*. London: Routledge.

Glasser, M.（1979）Some aspects of the role of aggression in the perversions. In: I. Rosen（Ed.）, *Sexual Deviation*. London: Oxford University Press. pp. 278-305.

Klein, M.（1932）The psycho-analysis of children. In: *The Writings of Melanie Klein, vol2*. London: Hogarth Press, 1975.（衣笠隆幸訳（1996）羨望と感謝．メラニー・クライン著作集5．誠信書房）

Klein, M.（1935）A contribution to the pathogenesis of manic-depressive states. In: *Love, Guilt and Reparation and Other Works, 1921-1945. The Writings of Melanie Klein, vol1*. London: Hogarth Press, 1975.（西園昌久，牛島定信責任編訳（1983）躁うつ状態の心因論に関する寄与．メラニー・クライン著作集3．誠信書房）

Klein, M.（1940）Mourning and its relation to manic-depressive states. In: *Love, Guilt and Reparation and Other Works, 1921-1945. The Writings of Melanie Klein, vol1*. London: Hogarth Press, 1975.（西園昌久，牛島定信責任編訳（1983）喪とその躁うつ状態との関係．メラニー・クライン著作集3．誠信書房）

Klein, M.（1952）Some theoretical conclusions regarding the emotional life of the infant. In: *The Collected Works of Melanie Klein vol.3*, Ch6., London: Karnac, 2017.

Klein, M.（1957）Envy and gratitude. In: *The Writings of Melanie Klein, vol1*. London: Hogarth Press, 1975.（松本善男訳，小此木啓吾，岩崎徹也責任編訳（1996）羨望と感謝．メラニー・クライン著作集5．誠信書房）

Meltzer, D.（1966）The relation of anal masturbation to projective identification. *International Journal of Psycho-Analysis, 47*：56-67.［Reprinted in *Melanie Klein Today Vol.1*, pp61-78. London: Routledge, 1988.］

Meltzer, D.（1992）*The Claustrum: An Investigation of Claustrophobic Phenomena*. Scotland: Clunie Press.

Rado, S.（1926）The psychic effects of intoxication: Attempts at a psycho-analytic theory of drug addiction. *International Journal of Psycho-Analysis 7*.

Rosenfeld, H.（1971）A clinical approach to the psychoanalytic theory of the life and death instincts: An investigation into the aggressive aspects of narcissism. In: *Melanie Klein Today. Vol.1*. London: Routledge, 1988.

Segal, H.（1981）Notes on symbol formation. In: *The Works of Hanna Segal: A Kleinian Approach to Clinical Practice*. Ch4. London: Jason Aronson Inc. pp.49-65.

Steiner, J.（1993）*Psychic Retreats: Pathological Organizations in Psychotic, Neurotic and Borderline Patients*. London: Routledge.（衣笠隆幸監訳（1997）こころの退避．岩崎学術出版社）

飛谷 渉（2001）解離症状を伴う神経性過食症の一例―内的および外的対象関係をめぐっての一考察．精神科治療学，16（11）：1151-1159.

飛谷 渉（2002）大量下剤乱用の入院治療中に窃盗癖が生じた摂食障害の一例―内的対象関係における排せつと摂り入れの具体性をめぐって．精神科治療学，17（7）：875-882.

飛谷 渉（2021）エディプス・マターズ―現代クライン派臨床理論から考える心のインフラ．思想，1168：95-117.

Tustin, F.（1981）*Autistic States in Children*. London: Routledge.

訳者あとがき

北岡征毅

　本書『アノレクシアの心』は，2008年にタヴィストック・クリニック・シリーズの一冊として刊行されたマリリン・ロレンス（Marilyn Lawrence）著, *The Anorexic Mind*（Karnac）の全訳である。タヴィストック・クリニック・シリーズは，本書冒頭のシリーズ編者，マーゴ・ワデルの序文にあるように，英国ロンドンTavistock and Portman NHS Foundation Trust の附属機関であるタヴィストック・クリニックの運営に関わるスタッフの臨床知を公刊する学術出版シリーズで，2024年9月現在までに60タイトルに近い著作が刊行されている。そのうちの10冊に近い本が，タヴィストックに留学した臨床家によって邦訳されており，かの地での精神分析的な実践とその知見を日本語で読むことができる。本書がそうした訳書の一冊として加わることで，摂食障害の臨床に携わる専門家はもちろんのこと，摂食障害の患者とその家族に何らかの寄与をなすことができるなら，望外の喜びである。

＊＊＊＊＊＊＊＊＊＊＊

　2008年に刊行された本書 *The Anorexic Mind* に結実するまでのロレンスの著作群は，そのいずれもが拒食症と過食症という摂食障害をテーマにしたものである。また解題におけるロレンスの経歴にあるように，ロレンスは臨床のキャリアのスタートから，摂食障害の患者の援助に携わっていたという。それは精神分析家になってからも変わらず，個人オフィスと病院という二つの臨床現場を往復し，摂食障害の患者から離れることがなかった。そういう日々の中で，1980年代から2000年代にかけての一連の精神分析論文や著作群，そして本書『アノレクシアの心』が著された。ロレンスの関心の中心にはいつも摂食障害があり，摂食障害の治療に特別な情熱を傾けていたことが窺われる。

＊＊＊＊＊＊＊＊＊＊＊

　精神分析的な治療では，患者の「無意識」という心の事実が，治療者の心によって想い考えられ，それが理解という名の心の食べ物として患者に与えられる。精神分析における「解釈」である。ただ，話は，それで終わらない。患者の心は，この治療者による理解を，「自分が必要としているもの（need）」として受け取り食べ

るのだろうか。患者と治療者との間で展開する，この心の食行為を巡る経験は，精神分析的な治療プロセスの本質に関わるものだろう。

拒食という心は，だから，精神分析による心の治療の根幹を揺るがし，それを無価値化しかねない。もっとも，摂食障害の患者には，「自助」が用意されている。自助の勧め，という響きの良い言葉が拒食症患者に与えられるゆえんなのではないかとして，本書が喝破するところである。

では，精神分析的な治療者がなそうとする仕事と本質的に相容れない拒食症という厄介な病気から，精神分析家のロレンスが離れることなく，なぜあえて治療の対象の中心に据え続けることになったのか。ある拒食症の患者との心理療法の最中に本書を知り，こうした困難な患者に精神分析的にどうアプローチしたら良いのか，なんとかその糸口を得ようとしていた私は，その一方で，この本の著者を拒食症の精神分析とその探究へと突き動かしている動機は一体何なのだろうと，気になっていた。

* * * * * * * * * * *

過去の論考や本書から，ロレンスが女性および女性性を常に問うてきたことが窺える。この *The Anorexic Mind* という著作自体，「なぜ女性が拒食症になるのか」という問い（本書第6章の冒頭の言葉を使えば，「謎」enigma）に対する，ロレンス自身による精神分析の思考の記録だったということもできる。

次のようなエピソードを告白すると，拒食症の侵入性を論じた本書の事例に自分が重なるようで極まりが悪いのだが，2022年の夏頃，本書を初めて手にした私は，著者の名前をまずインターネットで検索した。本書刊行の2008年から，だいぶ時が経っている。著者の現在について，ネットなら何か情報が得られるかもしれない，と思ったからである。そして私は，本書の冒頭の著者紹介にあるタヴィストックのページにではなく，英国の不妊治療のカウンセリング協会[1] の認定カウンセラーの一人に，著者の名前を見つけた。思わぬ検索結果に戸惑いつつ，えも言われぬインパクトを受けたことをはっきりと覚えている。本書の翻訳を始めてからも，このことを，ふと思い出すことがあった。

* * * * * * * * * * *

ロレンスは本書で，摂食障害を単なる食行為の異常としてではなく，精神分析の観点から，乳児から思春期，青年期までの心の連続性に基づき，対象関係の障害と不可分の発達的な問題として理解する。ロレンスがそこで注目するのは，女性の発達である。

---

1) BICA（British Infertility Counselling Association）https://www.bica.net

「女子は挿入されざるを得ない。そして結局は，内的空間を容器（コンテイナー）として使用せざるを得ない。そのような発達を支える心理過程は複雑であるに違いないのである。性生活に向かうには，女子は男子よりもはるかに複雑な動機が必要とされるのだ」（本書 66 頁）。

「私は先に，女性の発達過程では，ある矛盾が生じざるをえないように思える，と指摘していた。具体的に言えば，その矛盾とは，攻撃され暴力に晒されるかもしれない事態から大切な内的空間を守り，しかし同時に，母親としての可能性を最も重要なものにしておく，というものである」（本書 68 頁）。

こうした文章から聞こえる強く訴えかけるような声は，「なぜ女性が拒食症になるのか」と問う，どこか悲痛な声に重なって聞こえてきた。翻訳をしながら，そういうことが感じられるようになったとき，『アノレクシアの心』を著した著者の名が，不妊治療のカウンセラーの名簿に載っていることは，何らの矛盾もない，むしろ一貫した問題意識と熱意に導かれた，マリリン・ロレンスという臨床家の歩いた道でもあるように思えた。

* * * * * * * * * *

もっとも，「なぜ女性が拒食症になるのか」という謎が浮上する場所は，あくまでも拒食症患者との治療の現場である。本書の冒頭（第 1 章），ロレンスは，拒食症を巡る当時のある種の潮流に対して，強い危機感と抗議の意思を表明する。批判の対象の一つは，著者本人がそれを語りたくなる欲望があることを正直に告白しつつ批判を加える，拒食症とその女性たちを現代という時代の肖像だと論じるような知的な言説である。もう一つは，拒食を生き方の選択の一つだといって支持する脱病理化のイデオロギーである。

しかし，それはいずれも臨床の外部への批判だ。ロレンスは批判の矛先を，臨床の内部である英国の医療の標準化を図る NICE の摂食障害ガイドラインに対しても向ける。摂食障害を心の病気だと断言することを憚る NICE の態度に，自分は病気ではない，助けなど要らない，という拒食症患者の否認との共謀（collusion）を見たのである。拒食症を話題に上らせる際，時代の言説や運動，イデオロギーに目配せし迎合する姿勢が，ほかでもない拒食症の臨床の内部に存在していることへの憤りも，ロレンスにはあったのではないか。

臨床経験と，そこから得た事実への確信とをもって，正しいと思うことをまっすぐに述べる本書からは，拒食症治療にかける著者の情熱はもちろんのこと，マリリン・ロレンスという人の強さが垣間見られるように思う。

* * * * * * * * * *

本書『アノレクシアの心』は，読者が関心のある章から拾い読みできる，という

オムニバス形式の著作とは違う。そうではなく，章立てが，著者の思索の進行で
もある著作である。すべての章が有機的につながっており，その配列には意味があ
る。アセスメントの章が最後に置かれているのにも，だから理由がある。なかでも，
「第4章　摂食障害と対象関係」から「第5章　女子における性の発達と心の発達」，
そして「第6章　拒食症と女性性」へと至る三つの章の連なりは，「なぜ女性が拒
食症になるのか」という謎の解明に向かうロレンスの思考の連なりでもある。そこ
で著者は，フロイト，クライン，スクウィティエリ，バークステッド＝ブリーン，シー
ガルらの精神分析理論との対話を通じて，アノレクシアの心とはどういう心なのか，
そして，なぜ女性が拒食症になるのかを，明らかにしようとする。第6章の終盤，
それまで積み重ねられてきた論考の末に，死を賭してまで食べ物を拒絶する行為が
持つ意味がさりげなく提示されるところは，個人的には，本書の白眉だとも思われ
た。しかし同時に忘れたくないのは，これら数々の拒食症の謎をめぐる思考は，著
者自らが，「これらの困難はつなぎ合わされて，お互いを構成しているように思わ
れる」（93頁）とか，「ここで述べていることは，概念化するのが難しい領域である。
とりわけ，臨床状況においては，何が原因で何が結果かが，必ずしもはっきりしな
いからである」（94頁）などと途中で思わず洩らしてしまうほどに，非常に複雑に
絡み合っている，ということである。それは簡単には一本の糸に解けない。拒食症
をめぐって交錯する精神分析の思考の運動の中，行き悩みながら読み進める経験が
もたらされることは，精神分析の著作としての本書の魅力だと思う。

＊＊＊＊＊＊＊＊＊＊＊

　だから本書は理論書としての一面を持つが，それでもやはり，分析家ロレンスに
思考の跳躍をもたらしたのは，拒食症の患者たちとの分析経験だっただろう。
　突然の猛吹雪に見舞われた土地で，Cという拒食症患者は，白い闇に覆われてし
まう。「ホワイトアウト」である。すべての存在が突如消滅してしまうこの恐ろし
い「ホワイトアウト」は，他でもないC自身の心の中に出現するものだった。Cは，
それを愛している，という。
　20年にわたり嘔吐をやめない過食症患者のAは，おそらくそれと同期して，
読書ができなくなっていた。そういうAが再び本を手に取ることができたのは，
間違いなく，ロレンスとの分析があったからだ。読書を再開することができたと報
告するAが，しかし，読みたいと思えるのは「連続殺人」の本だけなのだ，という。
　摂食障害の患者たちとの分析でもたらされた，拒食症のCの愛する「心の中の
白い闇」や，過食嘔吐のAの耽読する「連続殺人」といった啓示的な素材を，ロ
レンスがそれとして直覚しうることがなかったら，『アノレクシアの心』は，書か
れざる本になっていたことだろう。

本書における拒食症患者の事例は，ロレンスが拒食症の心を探究し，その理論を構築するための礎石だった。と同時に，自分の心を思い通りに操ろうとして死に物狂いになっている拒食症の心に，もう一つの心が，真実という食べ物を手にして関わり合うことが，いかに不可能にも近い仕事なのかを報告する貴重な記録でもある。生きた心をもたらす内的両親とその性関係を敵にして拒食症患者が無意識に繰り広げている殺人や侵入，支配，一体化といった心の中の事実のドラマの共演者として，しかも転移に足を踏み入れることで親の配役を引き受けることになる治療者は，自らの心が削られるか，消滅してしまうような仕事をすることになる。思わず退場したくなるかもしれない。しかし，目の前には，心が死んでしまっているだけでなく，本当に今ここで死ぬかもしれない患者がいる。そういう仕事をしていたであろう著者が，「何年も前にみていた拒食症患者たちのことが，ありありと思い出される。この患者たちは，おそらく永久に消えることのない印象を私に残した。この患者たちに私は何の影響も与えていなさそうだった。いや，何の影響も与えていなかったという事実を認めなくてはならない」（89 頁）と吐露する箇所には，拒食症という病気を治療することの困難さが滲んでいる。

　それでも，ロレンスは，拒食症患者が変化し成長する可能性を信じている。本書は，それを実証する著作でもある。そして確信をもって，苦しみ助けを求めている拒食症患者に，精神分析的な治療がいかにして，その変化と成長に関わる本質的な援助を提供しうるのかを論じる著作である。

＊＊＊＊＊＊＊＊＊＊＊

　「このような患者が存在し，私たちにその苦難を見せつけてくる。それは，心の健康の専門家としての私たちへの大きな挑戦であるばかりでなく，人間としての私たちへの大きな挑戦でもある」（本書 14 頁）。『アノレクシアの心』を立ち上げるこの文は，本書を読み進むにつれて，一層の意味合いを含んだものとして迫ってくるように思われる。ロレンスは本書で，実際の治療現場の事例からボトムアップしていきながら，治療者側が機能不全に陥る理由を導き，それを根拠として，摂食障害の臨床に携わる者が意識して実践すべき姿勢を説く。そうした叙述部分が，先に挙げた，拒食症の心からの治療者および人間への「挑戦」と呼応するように思う。

　本書では，拒食症に対する精神分析的治療の有用性が説かれる。と同時に，それが真になるためには，専門家間の協働，つまりチームによる仕事が絶対に必要であることが強調され，著者はそれを実践した。本書には，チームの事例が相当数取り上げられている。その理由は，摂食障害の治療が多種職間のチーム医療によって成立しているという実際的な側面を示すためばかりではないだろう。そういうことは，ある意味では，摂食障害の治療の常識に属するものである。より本質的な理由は，

患者と治療チームというグループをめぐる経験によってこそ明らかになるアノレクシアの心の性質があるからなのだと思われる。

　そうした事例として，治療チームが患者の投影に巻き込まれて他部門を敵視し両部門が分断されてしまうという事例（第3章）や，キーワーカーとマイナスＫをめぐる事例（第7章），そして，治療チームのメンバーが自分たちでも気づけないまま，拒食症患者とその家族を支配する勝ち負けがすべての競合の思考の体現者となってしまう事例（第8章）があるわけだ。いずれも，拒食症の患者をめぐってチームの内外で発生してくる困難や危機をダイナミックに描くものである。

　拒食症の心にとって脅威なのは，自分以外の人間の力を必要としている心同士が，お互いを求め合い，それがつながることなのだ，という理解を本書は伝えてくる。そういう心を持った対象同士の関係が，自分に無関係どころか，自分の心に生を与えている。だからそれがスタッフにおいて実現してしまう事態，つまり生きて機能する治療チームこそが，拒食症の心に敵視される。それは裏を返せば，精神分析的な治療を拒食症患者に提供しようとする者が，その援助のために集結する心（チームメンバーや患者の家族）とつながり関わり合えるようなグループメンタリティを構成する者になれないのなら，拒食症の心の変化と成長を援助することは本当はできないということなのだろう。

　脆くて弱い存在としての自分を知れば，私たちは自分以外の人間を心から必要とする。この人間の条件は，拒食症の心が，そのままであり続けようとする限りは，絶対に受け入れることができないものだ。しかし，この人間の条件を受け入れ，そのことに感謝を感じている心に，患者が本当に出会うことでしか，その心は拒食を手放せない。この仕事にある不可能性，そして希望を，ロレンスは伝えようとしている。

＊＊＊＊＊＊＊＊＊＊＊

　私が本書 *The Anorexic Mind* を手にしたのは，ある拒食症患者との心理療法がきっかけだった。病状は深刻だったが，その一方で，この患者は精神分析的な治療を必要としているという感触を持った私は，それを試みながら，拒食症を精神分析的に論じる著作を読んでいた。そういう中で，本書に出会った。

　翻訳をした『はじめてのメラニー・クライン』が刊行された際，その本の編集を担当してくれた金剛出版の植竹里菜さんから，次に何か出版したい企画があったら言ってください，というありがたい言葉をもらった。すぐに *The Anorexic Mind* の翻訳の希望を伝え，植竹さんの尽力があって，それが叶うことになった。

　飛谷渉先生がタヴィストックへの留学と分析の訓練から帰国されたときに，私はスーパーヴィジョンをお願いし，それ以降，先生に精神分析的な臨床のスーパーヴィ

ジョンを受けてきた。スーパーヴィジョンを 2022 年末に終える話をする中で，私は，
The Anorexic Mind の翻訳をやってみたいのだと話し，飛谷先生に解題の執筆をお
願いすると，先生はこころよく引き受けてくれた。スーパーヴィジョンが終了し，
毎週土曜に先生のオフィスに通うことがなくなって 1 年ほどが経った頃，何とか完
成させた訳稿を先生にメールで送ると，先生はそのすべてに丁寧に目を通され，労
いの言葉をかけてくれた。と同時に，訳語の選定についての示唆や語句の間違いの
指摘（それらは訳注に反映されている），さらに私が誤訳した英文については試訳
を添え，郵送で届けてくださった。私は英文を読み直し，改訳を試みた。飛谷先生
の解題が届き，もつれ合った拒食症の心の因果を解き，その本質を一気に鷲掴みに
する先生の鋭利な文章を再読三読しながら，まるでスーパーヴィジョンを受けてい
るような懐かしさを感じた。

　ちゃんとスーパーヴィジョンを終えることには，自分には長い時間がかかってし
まったのだと思う。

　翻訳の校正刷が出来上がった頃，マリリン・ロレンス先生の訃報を飛谷先生から
知らされた。一度もお会いしたことがないけれど，翻訳を通じて，常に一緒にいる
ように感じていたロレンス先生が，翻訳に取り組んでいたこの一年半，すでに逝去
されて，いなかったのだと思うと，ものすごく悲しくなった。

* * * * * * * * * * *

　本書の原著，*The Anorexic Mind* に，副題はない。最初，「なぜ女性が拒食症に
なるのか」という副題を思いついたのだが，ロレンス先生は副題を付けていない。
だから副題を付ける必要は，本来はない。刊行が近づき，副題をどうするか，飛谷
先生と相談する中で，副題を付けるなら，「拒食症」と「ホワイトアウト」，そして「精
神分析」を入れ込めないだろうか，という案が先生からあった。それを受けて考え
ていると，ホワイトアウトの奥に微かに見える少女の人影に，ランタンの灯火を手
に掲げ持った女性が，雪の中，少しずつ歩いて近づいているイメージが，浮かんだ。
白い闇の中，何も見えない拒食症患者の視界に，きっとロレンス先生が手にした灯
火が微かに見えたように，本書の読者の中から，その灯火を手に，白い闇の中の少
女に近づいていこうとする人が少しでも出てくるなら，ロレンス先生の魂は受け継
がれていくと思う。

2024 年 9 月

文献

Abraham, K.（1916）. The first pregenital stage of the libido. In: *Selected Papers on Psychoanalysis*. London: Karnac, 1979.

Beck, A. T., Rush, A. J., Shaw, B. E, & Emery, G.（1979）. *Cognitive Therapy of Depression*. New York: Guilford Press.（坂野雄二監訳（2007）新版 うつ病の認知療法. 岩崎学術出版社）

Bell, R.（1985）. *Holy Anorexia*. Chicago: University of Chicago Press.

Bernstein, D.（1990）. Female genital anxieties, conflicts and typical mastery modes. *International Journal of Psychoanalysis*, *71*: 151-165.

Berrios, G., & Porter, R.（1995）. *A History of Clinical Psychiatry*. London: Athlone Press.

Binswanger, L.（1944）. The case of Ellen West. In: R. May, E. Angel, & H. Ellenberger（Eds.）, *Existence*. New York: Basic Books, 1958.（伊東 博, 浅野 満, 古屋健治訳（1977）実存：心理学と精神医学の新しい視点. 岩崎学術出版社）

Bion, W. R.（1956）. The development of schizophrenic thought. In: *Second Thoughts*. London: Heinemann. [Reprinted London: Karnac, 1984.]（松木邦裕監訳（2013）【新装版】再考：精神病の精神分析論. 金剛出版）

Bion, W. R.（1962）. *Learning from Experience*. London: Heinemann.（福本 修, 平井正三訳（1999）精神分析の方法 I：セブン・サーヴァンツ. 法政大学出版局所収）

Birksted-Breen, D.（1989）. Working with an anorexic patient. *International Journal of Psychoanalysis*, *70*: 30-40.

Birksted-Breen, D.（1996）. Phallus, penis and mental space, *International Journal of Psychoanalysis*, *77*: 649-657.

Bowyer, C.（2007）. *Around the Table*. Unpublished MA dissertation, University of East London.

Britton, R.（1989）. The missing link: Parental sexuality in the Oedipus complex. In: R. Britton, M Feldman, & E. O'Shaughnessy, *The Oedipus Complex Today*. London: Karnac.

Britton, R.（1998）. *Belief and Imagination: Explorations in Psychoanalysis*. London: Routledge.（松木邦裕監訳, 古賀靖彦訳（2016）【新装版】信念と想像：精神分析のこころの探求. 金剛出版）

Britton, R.（2003）. *Sex, Death and the Superego*. London: Karnac.（豊原利樹訳（2012）性, 死, 超自我―精神分析における経験. 誠信書房）

Bruch, H.（1974）. *Eating Disorders: Obesity, Anorexia Nervosa and the Person Within*. London: Routledge.

Brusset, B.（1998）. *Psychopathologic de l'anorexie mentale*. Paris: Dunod.

Chasseguet-Smirgel, J. (2005). *The Body as Mirror of the World*. London: Free Association Books.

Crisp, A. (1986). *Anorexia Nervosa: Let Me Be*. London: Academic Press. (高木隆郎，石坂好樹訳 (1985) 思春期やせ症の世界―その患者と家族のために. 紀伊國屋書店)

Dally, P., Gomez, J., & Isaacs, A. J. (1979). *Anorexia Nervosa*. London: Heinemann. (渡辺昌祐，横山茂生監訳 (1984) 思春期やせ症. 医歯薬出版)

Dana, M., & Lawrence, M. (1987). *Women's Secret Disorder*. London: Grafton.

Eisler, I., Dare, C., Szmukler, G., le Grange, D., & Dodge, E. (1997). Family and individual therapy in anorexia nervosa: A five year follow-up. *Archives of General Psychiatry, 54*: 1025-1030.

Feldman, M. (2000). Some views on the manifestation of the death instinct in clinical work. *International Journal of Psychoanalysis, 81*: 53-65.

Fenichel, O. (1943). *Psychoanalytic Theory of Neurosis*. New York: Norton.

Fonagy, P. (1999). The transgenerational transmission of holocaust trauma . *Attachment and Human Development, 1* (1) : 92-114.

Freud, A. (1958). Adolescence in the psychoanalytic theory. *Psychoanalytic Study of the Child, 13*: 255-278.

Freud, S. (1909b). Analysis of a phobia in a five-year-old boy. *S.E.*, 10. (総田純次訳 (2008) ある五歳男児の恐怖症の分析「ハンス」. フロイト全集 10. 岩波書店)

Freud, S. (1910c). *Leonardo da Vinci and a Memory of His Childhood. S.E.*, 11. (甲田純生，高田珠樹訳 (2009) レオナルド・ダ・ヴィンチの幼年期の想い出. フロイト全集 11. 岩波書店)

Freud, S. (1918b) [1914]. From the history of an infantile neurosis. *S.E.*, 17. (須藤訓任訳 (2010) ある幼児期神経症の病歴より「狼男」. フロイト全集 14. 岩波書店)

Freud, S. (1920g). *Beyond the Pleasure Principle. S. E.*, 18. (須藤訓任訳 (2006) 快楽原則の彼岸. フロイト全集 17. 岩波書店)

Freud, S. (1923b). *The Ego and the Id. S. E.*, 19. (道籏泰三訳 (2007) 自我とエス. フロイト全集 18. 岩波書店)

Freud, S. (1930a). *Civilization and Its Discontents. S.E.*, 21. (嶺秀樹，高田珠樹訳 (2011) 文化の中の居心地悪さ. フロイト全集 20. 岩波書店)

Freud, S. (1937c). Analysis terminable and interminable. S. E., 23. (渡邉俊之訳 (2011) 終わりのある分析と終わりのない分析. フロイト全集 21. 岩波書店)

Glasser, M. (1979). Some aspects of the role of aggression in the perversions. In: I. Rosen (Ed.) , *Sexual Deviation*. London: Oxford University Press.

Gull, W.W. (1874). Anorexia nervosa (apepsia hysterica, anorexia hysterica). *Transactions of the Clinical Society of London, 7*: 22-28.

Joseph, B. (1982). Addiction to near-death. *International Journal of Psychoanalysis, 63*: 449-456.

Kay, D. W. K. (1953). Anorexia nervosa: A study in prognosis. *Proceedings of the Royal Society of Medicine, 46*: 3.

Klein, M. (1928). Early stages of the Oedipus complex. In: *Love, Guilt and Reparation*. London: Hogarth Press, 1975. (西園昌久, 牛島定信責任編訳 (1983) エディプス葛藤の早期段階. メラニー・

クライン著作集 1. 誠信書房）

Klein, M. (1930). The importance of symbol formation in the development of the ego. In: *Love, Guilt and Reparation*. London: Hogarth Press, 1975.（西園昌久, 牛島定信責任編訳（1983）自我の発達における象徴形成の重要性. メラニー・クライン著作集 1. 誠信書房）

Klein, M. (1932). The effects of early anxiety situations on the sexual development of the girl. In: *The Psychoanalysis of Children*. London: Hogarth Press, 1975.（小此木啓吾, 岩崎徹也責任編訳（1997）女の子の性的発達に対する早期の不安状況の影響. メラニー・クライン著作集 2. 誠信書房）

Klein, M. (1935). A contribution to the psychogenesis of manic depressive states. In: *Love, Guilt and Reparation*. London: Hogarth Press, 1975.（西園昌久, 牛島定信責任編訳（1983）躁うつ状態の心因論に関する寄与. メラニー・クライン著作集 3. 誠信書房）

Klein, M. (1963). On loneliness. In: *Envy and Gratitude and Other Works*. London: Hogarth Press, 1975.（小此木啓吾, 岩崎徹也責任編訳（1996）孤独感について. メラニー・クライン著作集 5. 誠信書房）

Lasch, C. (1979). *The Culture of Narcissism*. New York: W.W. Norton.（石川弘義訳（1981）ナルシシズムの時代. ナツメ社）

Lasegue, E. C. (1873). De l'anorexie hysterique. *Archives General de Medicine, 21*: 385-483.

Lask, B., & Bryant-Waugh, R. (Eds.) (2000). *Anorexia Nervosa and Related Eating Disorders in Childhood and Adolescence*. London: Psychology Press.

Lawrence, M. (1979). Anorexia nervosa—The control paradox. *Women's Studies International Quarterly, 2*: 93-101.

Lawrence, M. (1984). *The Anorexic Experience*. London: The Women's Press.

Lawrence, M. (2001). Loving them to death: The anorexic and her objects. *International Journal of Psychoanalysis, 82*: 43- 55.

Likierman, M. (1997). On rejection: Adolescent girls and anorexia. *Journal of Child Psychotherapy, 23*: 61-80.

MacCarthy, B. (1988). Are incest victims hated? *Psychoanalytic Psychotherapy, 3*: 113-120.

Magagna, J. (2004). "I didn't want to die but I had to" : The pervasive refusal syndrome. In: G. Williams, P. Williams, J. Desmarais, & K. Ravenscroft (Eds.), *Exploring Eating Disorders in Adolescents*. London: Karnac.

Micata Squitieri, L. (1999). Problems of female sexuality: The defensive functions of certain phantasies about the body. *International Journal of Psychoanalysis, 80*. 645 660

Miller, S. (1998). Mouths and messages. *Infant Observation, 1* (3) : 6-17.

Minuchin, S., Rosman, R., & Baker, L. (1978). *Psychosomatic Families*. Cambridge, MA: Harvard University Press.（福田俊一監訳（1987）思春期やせ症の家族―心身症の家族療法. 星和書店）

Oppenheimer, R., Howells, K., Palmer, R., & Chaloner, D. (1985). Adverse sexual experience in childhood and clinical eating disorders: A preliminary description. *Journal of Psychiatric Research, 19*: 357-361.

Palmer, R., Oppenheimer, R., Dignon, A., Chaloner, D., & Howells, K. (1990). Childhood sexual experiences with adults reported by women with eating disorders: An extended series. *British*

Journal of Psychiatry, 156: 699-703.

Rey, H. (1994). *Universals of Psychoanalysis in the Treatment of Psychotic and Borderline States.* London: Free Association Books.

Roberts, E. (1998). Aspects of introjection and its relationship to the feeding experience. *Infant Observation, 1* (3) : 60-76.

Rosenfeld, H. (1964). On the psychopathology of narcissism: A clinical approach. *International Journal of Psychoanalysis, 45*: 332-337 [reprinted in : *Psychotic States.* London: Hogarth Press, 1965] .

Rosenfeld, H. (1971). A clinical approach to the psychoanalytic theory of the life and death instincts: An investigation into the aggressive aspects of n narcissism. *International Journal of Psychoanalysis, 52*: 169-178.

Russell, G., Szmukler, G., Dare, C, & Eisler, I. (1987). An evaluation of family therapy in anorexia nervosa and bulimia nervosa. *Archives of General Psychiatry, 44*: 1047-1056.

Segal, H. (1957). Notes on symbol formation. *International Journal of Psychoanalysis, 38*: 391-397.

Segal, H. (1997). *Psychoanalysis, Literature and War,* ed. J. Steiner. London: Routledge.

Selvini-Palazzoli, M. (1974). *Self Starvation.* London: Human Context Books.

Spillius, E. B. (1993). Varieties of envious experience. I*nternational Journal of Psychoanalysis, 74*: 1199-1212.

Steiner, J. (1993). *Psychic Retreats.* London: Routledge. (衣笠隆幸監訳 (1997) こころの退避. 岩崎学術出版社)

Thomä, H. (1967). *Anorexia Nervosa.* New York: International Universities Press.

Waller, L., Kaufman, M., & Deutsch, F. (1940). Anorexia nervosa: A psychosomatic entity. *Psychosomatic Medicine, 11*: 3-16.

Williams, A. H. (1998). *Cruelty, Violence and Murder.* Northvale, NJ: Jason Aronson.

Williams, G. (1997a). *Internal Landscapes and Foreign Bodies.* London: Duckworth.

Williams, G. (1997b). Reflections on some dynamics of eating disorders: No-entry defences and foreign bodies. *International Journal of Psychoanalysis, 78*: 927-942.

索引

B
BMI → 体格指数

C
CAMHS → 児童思春期精神保健サービス
CBT → 認知行動療法

K
–K ·· 109, 115
　　────結合　link ························ 110
K（知ること）　K（knowledge）········· 109

N
NICE（国立臨床評価機構）　National
　　Institute for Clinical Excellence ··· 12, 13

あ
アーブラハーム，カール　Abraham, Karl
　　·············· ,,,,,,,,,,,,,,,,,,,,,,,,,,,,,,,,,, 18, 19
アイザックス，A. J.　Isaacs, A. J. ·········17
アイスラー，アイヴァン　Eisler, Ivan ···36
愛着　attachment ·············· 44, 54, 130
　　原始的な付着的────
　　adhesive, primitive ····················· 130
　　無秩序型の────　disorganized ··· 107
アイデンティティ　identity →同一性
「アウタルキー的」な心の状態　"autarkic"
　　state of mind
　　→「自給自足国家」的な心の状態

アセスメント　assessment
　　·············· 14, 34, 35, 52-55, 72, 117-131
　　────から治療までの時間的空白
　　and treatment, gap between ···········34
　　────の重要性　importance of ········35
アタッチメント　attachment　→愛着
異種殺戮（ゼノサイド）　xenocide 114, 115
異性装者　cross-dressers ·····················76
依存欲求（無意識的な）　dependency needs,
　　unconscious ·································55
インシュリン　insulin ·······················21
陰性治療反応
　　negative therapeutic reaction ······ 25, 44
インターネット基盤の自助プログラム
　　internet-based self-help programmes ···31
ウィリアムズ，アーサー・ハイアット
　　Williams, Arthur Hyatt ·················· 105
ウィリアムズ，ジアンナ
　　Williams, Gianna ········· ··········· 7, 83
ヴェスト，エレン（ビンスヴァンガーの症例）
　　West, Ellen, case of（Binswanger）
　　·································· 16, 19, 20
ウェブサイト（「拒食症支持」の）
　　websites, "pro-ana" ·······················12
ウォラー，ジョン　Waller, John ············89
エディプス・コンプレックス　Oedipus
　　complex ··· 25, 48, 60, 61, 67, 70, 85, 92, 93
エディプス錯覚　oedipal illusions······ 62, 70
エディプス三角形　oedipal triangle ······70

エメリー，ゲアリー　Emery, Gary ………37

エロス　Eros ………………………… 25, 100

嘔吐　vomiting ………… 50-52, 88, 107, 127

　　自己誘発性の———　self-induced …47

　　内的対象の殺害としての———

　　as killing of internal objects ……………50

狼男（フロイト）Wolf Man（Freud）…18

オッペンハイマー，ロウダ

　Oppenheimer, Rhoda …………………80

思い通りに操ること（諸所に）control :

　　侵入的に———必要がある　intrusive,

　　need for …………………………………90

　　転移の中で———　in transference

　　…………………………………… 52-60, 89

　　転移と逆転移の中で———

　　and countertransference…………… 52-60

　　———という問題　issue of ……… 48-52

　　内的対象を———　of internal objects

　　………………………………… 50, 54, 63

　　内的両親を———

　　of internal parents ……………………60

■か

外傷的な投影　traumatic projection ……81

外来患者の心理療法

　outpatient psychotherapy ……… 35, 124

過食　gorging/binge-eating/overeating

　…………………………… 11, 15, 18, 28, 50

過食嘔吐　gorging and vomiting …………61

過食症（諸所に）bulimia :

　　———の症状　symptoms of ………… 117

家族療法／家族作業

　family therapy/family work …………36

カニバリスティック　cannibalistic →発達

　＞食人的発達段階

ガル，ウィリアム・ウィジー

　Gull, William Withey …………… 17, 18

関係の障害　relationship disorders ………31

———と摂食障害　and eating disorders

　……………………………………… 26, 27

感謝　gratitude ……………… 70, 111, 113

緘黙　mutism ………………………………39

傷つきやすさ／傷つきやすい性質

　vulnerability ……… 14, 32, 76, 87, 88, 134

技法の問題　technique, issues of …………32

逆転移の中で思い通りに操ること

　countertransference, control in …… 52-60

境界線を曖昧にすること

　boundaries, blurring of …………………91

共感　empathy…………………………………67

強迫性拒食症　obsessional anorexia ……17

「共用の皮膚」（母娘の）"shared skin",

　mother–daughter …………………………94

拒食症（諸所に）anorexia :

　　強迫性———　obsessional………………17

　　摂食制限型———　restrictive …………52

　　———に対する今日の見解

　　contemporary views of ………… 79-89

　　———の症状　symptoms of ………… 117

　　ヒステリー性———　hysterical ………17

「拒食症支持」のウェブサイト

　"pro-ana" websites ……………………12

拒食症の心　anorexic mind :

　　———の残酷かつ殺人的な部分のスタッフ

　　への投影　cruel, murderous aspects of,

　　projected into staff ……………………39

　　———の精神病的部　psychotic part of 37

去勢コンプレックス

　castration complex ……………………67

近親姦　incest ………………………………81

禁欲　self-denial ……………………… 15, 55

禁欲主義と摂食障害

　asceticism and eating disorders … 15-17

空想　phantasy :

　　殺人———　murderous………… 47, 105

　　乳児的———　infantile ………………67

具象思考　concrete thinking ·················79
クライン，メラニー　Klein, Melanie ··· 18,
　21-23, 60, 67-70, 73, 75, 85, 94, 102, 110
グラサー，マーヴィン　Glasser, Mervin ···92
クリスプ，アーサー　Crisp, Arthur ········18
クロイツリンゲン保養所（スイス）
　Kreuzlingen Sanatorium（Switzerland）20
クロスドレッサー　cross-dressers
　→異性装者
ケイ，デイヴィッド，W. K.
　Kay, David W. K ·························21
経管栄養　tube feeding ············· 108, 133
月経　menstruation·····················86
「げっぷ」を吐き出す
　"wind", expelling of ················ 22, 23
現実との直面
　reality, confrontation with ·············· 104
コーフマン，モーゼズ
　Kaufman, Moses ························89
攻撃性　aggression ············ 23, 25, 100, 101
口唇的衝動　oral impulses····················85
口唇による対象の体内化
　oral incorporation of object ··············18
行動化　acting out ··············· 34, 35, 133
　性的———　sexual— ················65
広汎性拒絶症候群
　pervasive refusal syndrome ············· 39
ゴウメズ，ジョウン　Gomez, Joan ········17
国立臨床評価機構（NICE）
　National Institute for Clinical Excellence
　（NICE） ························· 12, 13
心／魂と肉体の二元論的理解
　mind/soul and body, dualistic
　understanding of ················ 15, 17
心の病気／精神疾患の現れとしての摂食障
　害　mental illness, eating disorders as
　manifestation of ················ 12, 17
骨粗鬆症　osteoporosis ·····················62

コンテイナー　container
　→ 容器／包容するもの
コンテインメント　containment
　→ 包容
コントロール　control
　→ 思い通りに操ること

■さ
罪悪感　guilt, sense of
　············· 25, 44, 45, 50, 65, 84, 106, 111, 123
　無意識的———　unconscious ······ 44, 45
作業同盟　working alliance ·················52
殺人者　murderer（s） ················· 105
殺人的なものを自己に向ける
　murderousness towards self ···············63
サディズム　sadism ··········· 85, 102, 103
死　death/dying ········ 14, 20, 35, 50, 51, 64,
　119, 124
　受け入れられない———
　　unacceptable ·····························16
　代謝されない———
　　unmetabolized ························· 107
　———の布置と心的外傷
　　constellation, and trauma ······ 105-110
　———の欲動／本能
　　drive/instinct ···25, 99-103, 110, 116, 127
　———の理想化　idealization of ········27
シーガル，ハナ
　Segal, Hanna ··········· 93, 94, 100, 101, 115
シエナのカテリーナ
　Catherine of Siena ······················16
「自給自足国家」的な心の状態
　"autarkic" state of mind·····················31
自給自足の心　self-sufficiency/self-sufficient
　··························· 31, 33, 43, 47
自己愛　narcissism
　→ ナルシシズム
思考（象徴思考）　thinking, symbolic ······65

自己破壊性 self-destructiveness ……… 101
自殺 suicide ………………… 20, 102, 129
思春期 puberty ………………… 18, 28, 29
思春期青年期の発達
　adolescent development ………… 66, 101
自傷行為 self-harm（ing）
　………………… 20, 35, 107, 118, 124, 133
　　　───としての自発的飢餓
　　　self-starvation ……………… 17, 103
　　　───による切創 self-cutting…………15
　　　───による鞭打ち self-flagellation …15
児童思春期精神保健サービス
　child and adolescent mental health service
　（CAMHS）…………………… 125, 126
自閉症 autism…………………………18
社会的原因（摂食障害の社会的要因）
　social origins of eating disorders ………12
シャスゲ＝スミルゲル，ジャニーヌ
　Chasseguet-Smirgel, Janine …………31
宗教的伝統（東洋と西洋における）と
　禁欲主義 religious traditions, Eastern
　and Western, and asceticism ……… 15-17
自由連想 free association…………………32
授乳困難（赤ちゃんの授乳困難） feeding
　difficulties, babies' … 23, 24, 60, 111, 119
　　　───と摂食障害
　　　and eating disorders …………………24
シュムクラー，ジョージ
　Szmukler, George…………………………36
ショー，ブライアン・F Shaw, Brian F. 37
ジョウゼフ，ベティ Joseph, Betty …… 102
象徴化 symbolization ………76, 94, 95, 98
　　　───の障害 difficulties with ………79
象徴機能 symbolic functioning …… 93, 94
象徴形成 symbol formation …… 73, 93, 94
象徴思考 symbolic thinking…………………65
象徴等価 symbolic equation ……………94
情緒的接触 emotional contact……… 34, 47

情緒的引きこもり　withdrawal of affect…39
食事制限と摂食障害
　dieting and eating disorders ……… 26, 27
女子の性的発達と情緒的発達
　girls, sexual and emotional development
　of ………………………………… 65-77
女性性／女性であること
　femininity/femaleness………… 29, 66, 68,
　75, 76, 79, 84-86, 88, 89, 94, 97, 98
　　　───と拒食症 and anorexia …… 79-98
　　　───の毀損 denigration of ………29
女性性の発達 feminine development……75
女性の性器的不安
　female genital anxiety………………85
死を免れないこと mortality …………16
死をもたらす
　deadly ……… 5, 37, 64, 76, 114, 116, 128
神経症（ヒステリーと強迫神経症）
　neuroses, hysterical and obsessional
　……………………………………47
身体的虐待 physical abuse ……… 81, 105
心的外傷 trauma：
　隠れた─── hidden…………………79
　世代を超えて伝達される───
　　transgenerational ……………… 107, 119
　　───と死の布置
　　and death constellation ……… 105-110
心的退避 psychic retreat ………………76
侵入 intrusion… 33, 80-82, 85, 89, 93, 95, 97
　─にまつわる／─される不安
　　anxieties of ………………… 79, 84, 87
　　───を恐怖し空想すること
　　fears and phantasies of ………………79
侵入する意図 intrusive intentions ………81
侵入性 intrusiveness：
　　───と拒食症 and anorexia …… 89-98
　内的対象の───
　　of internal object ……………… 81, 90, 98

拒食症の心にある―――
　　in anorexic mind …… 33, 79, 81, 84, 97
　　―――のある投影　projection of ………97
　　母親の―――　maternal………………96
侵入的投影　intrusive projection …………89
心理療法　psychotherapy …………… 31-45
　　―――のテーマ　themes in ……… 41-44
　　外来患者の―――　outpatient … 35, 124
スタイナー, ジョン　Steiner, John ………76
ストレイチー, アリックス
　Strachey, Alix …………………………67
スピリウス, エリザベス・ボット
　Spillius, Elizabeth Bott ……………… 113
生　life ………………………………… 99-116
　　生命力　force …………………………99
　　―――の欲動／本能　drive（s）／
　　instinct（s）………………… 127, 128
精神病状態　psychotic states ……………92
精神病性の病気／精神病性の抑うつ
　psychotic illness/depression ……………17
精神病理　psychopathology ………… 29, 48,
　61, 63, 79, 95
精神分析　psychoanalysis …………… 3, 5,
　12, 13, 19, 24, 25, 29, 32, 34, 37-39, 43, 48,
　55, 61, 74, 91, 99, 116
　　摂食障害の患者に対する治療としての―――
　　as treatment for patients with eating
　　disorders ………………………………12
精神分析的心理療法
　psychoanalytic psychotherapy …… 21, 31,
　32, 36, 37, 39, 41, 42
　　摂食障害の患者に対する治療としての―――
　　as treatment for patients with eating
　　disorders ………………………………12
精神分析的治療における条件と限界
　psychoanalytic treatment, conditions and
　limitations ………………………… 34, 35
精神保健法　Mental Health Act …………40

性的虐待　sexual abuse ……… 79-81, 84, 98
　　幼少期の―――　childhood ……………79
性的行動化　sexual acting out …………65
性的同一性　sexual identity ……………84
性的なもの　sexuality… 18, 27, 41, 48, 65, 94
　　両親にまつわる―――　parental … 48, 65
性的発達　sexual development
　……………… 64, 67, 69, 71, 73, 85, 92
　　女子の―――と情緒的発達
　　and emotional development, girls
　　…………………………………… 65-77
性的不安　sexual anxiety …… 65, 79, 84, 89
性同一性障害　gender identity disorder…76
セクシュアリティ　sexuality
　→ 性的なもの
世代を超えて伝達される心的外傷
　transgenerational trauma ……… 107, 119
摂取　introjection ……… 22, 23, 28, 61, 62, 68,
　76, 80, 85-87, 93, 97, 98
　　心的―――と食べること
　　psychic, and eating ……………………94
　　―――の過程（作用）　introjective
　　processes …………… 22, 24, 62, 85, 102
　　―――の欲動　introjective drives　68, 85
摂食　eating：
　　―――障害　disorder（s）（passim）……
　　心の病気／精神疾患の現れとしての―――
　　as manifestations of mental illness
　　………………………………… 12, 17
　　他職種チーム　teams ………… 120, 121
　　助けを求める叫び声としての―――
　　as cry for help …………………… 118
　　遅発性の―――　late-onset …………13
　　―――と関係の障害
　　and relationship disorders …… 26, 27
　　―――と食事制限　and dieting　26, 27
　　―――の社会的原因　social origins of …12
　　―――の発病年齢　age of onset ……13

―――の病因学　aetiology of　………80
―――と食べ物と愛情の間の関係　and food and love, relationship between…23
―――の発達　development ……18, 68
摂食制限型拒食症　restrictive anorexia …52
ゼノサイド　xenocide
→ 異種殺戮
セルヴィーニ＝パラッツォーリ，マーラ Selvini-Palazzoli, Mara　………………36
前頭葉白質切截術　leucotomy ……………21
羨望　envy ……　43, 54, 60, 64, 70, 104, 110
　過剰な―――　excessive ……73, 85, 110
　―――と摂食障害　and eating disorders
　………………………………… 110-116
　―――に対する防衛　defences against
　………………………………… 111-115
　乳児的―――　infantile……………111
　―――の力動　dynamics of …………73
　ペニス―――　penis ………………67
創造性　creativity …48, 68, 75, 97, 110, 111
躁的防衛　manic defence ……… 48, 54, 60
挿入可能性　penetrability …………… 66, 76
存在の消滅　annihilation ……… 92, 105
　―――の恐怖　fear/terror of ……… 105

■ た

ダイエット　dieting
→ 食事制限と摂食障害
体格指数　body mass index（BMI）… 11, 27, 37, 108, 117-120, 125
退行仮説　regression hypothesis …………18
退行的な同一化 regressive identification ………………76
対象　object：
　―――関係　relationship
　…………………… 18, 21, 47, 70, 91
　侵入してくる破壊的―――
　intrusively destructive ……………96

タヴィストック・クリニック（ロンドン） Tavistock Clinic（London） ………… 3, 7, 8, 11, 24, 33, 34, 121, 130
「立ち入り禁止」という防衛 "no-entry" defences………… 89, 93, 98
立ち入り禁止の子ども　children …………83
多動性　hyperactivity…………………61
ダナ，ミラ　Dana, Mira ………………51
食べすぎ　overeating ……… 11, 87
　強迫的な―――　compulsive …………19
　―――と肥満　and obesity ……… 27-30
ダリー，ピーター　Dally, Peter …………17
男根　phallus ………87-89, 92, 96, 97
　―――的同一化 phallic identification …………88
　―――との同一化 identification with ………………88
　―――による組織化 phallic organization …………………93
　―――による防衛構造 phallic defensive structure …………93
男子および成人男性の摂食障害 boys/men, eating disorders in …… 75-77
地域密着型の事業 community-based projects ……………134
父親　father（s）：
　内在化された―――
　internalized ………… 69, 73, 75, 93, 97
　不在の―――　absent………………92
チャロナー，デボラ　Chaloner, Deborah …80
超自我　superego ………… 42, 44, 68, 69, 75, 102, 103, 105
　父親的―――　paternal …………69
治療　treatment：
　―――計画　plan…………………118
　初期―――　initial ………………121
　異なる―――方法 varying methods ……………… 35-41

———における条件と限界
conditions and limitations ……… 34, 35
———頻度 frequency of ………………32
治療者／分析家 therapist (s) /analyst (s)：
侵入的だと経験される———
experienced as intrusive………… 33, 34
転移対象としての———
as transference object…………………52
———との一体感
sense of oneness with …………… 41, 42
治療同盟 therapeutic alliance … 35, 38, 130
償いの能力 reparation, capacity for ……62
デア，クリストファー
Dare, Christopher ………………………36
ディグノン，アンドリー
Dignon, Andree ………………………80
転移 transference ………… 25, 38, 41, 43,
54, 55, 59, 63, 81, 89, 91, 92
陰性——— negative ……… 37-39, 45
———関係 relationship ……… 37, 45
———現象 phenomena ………………81
———対象としての分析家
object, analyst as ……………………52
———の中で思い通りに操ること
control in ………… 52-60, 89
陽性——— positive ……………… 129
電気ショック／電気痙攣療法
electro-shock/electroconvulsive therapy
…………………………………… 21, 39
トーメ，ヘルムート Thomä, Helmut ……21
ドイチ，フェーリクス Deutsch, Felix …89
同一性 identity：
性——— gender ………………………76
性的——— sexual ………………………84
———という問題
issues of ……………… 93, 95, 97
投影 projection (s) ………… 23, 40, 61, 67,
81, 84, 85, 89, 91, 97, 103, 105, 106, 112

親による——— parental ……… 80, 84
外傷的な——— traumatic ……………81
侵入性のある——— of intrusiveness 97
侵入的——— intrusive…………………89
母親による———
maternal…………………… 67, 80, 84, 98
投影作用 projective processes …… 22, 23
投影同一化
projective identification ……… 74, 76, 103
殺人的な——— murderous ………… 105
統合失調症 schizophrenia ………… 18, 99
倒錯 perversion …………………………92
同性愛（心的同性愛）
homosexuality, psychic …………………98
ドッジ，エリザベス Dodge, Elizabeth …36
トラウマ trauma
→ 心的外傷
貪欲／貪欲さ greed/greediness
………………… 23, 28, 33, 47, 51, 113, 128

■な
内在化された父親
internalized father …… 69, 73, 75, 93, 97
内的空間
internal/inner space … 66, 68, 69, 85, 93
内的対象 internal object (s)
………………………… 50, 55, 60, 81, 84
———が地位を獲得すること
instatement of …………………………84
危険な——— dangerous …………………60
侵入的な———
intrusive………………… 79, 81, 85, 96, 98
自己愛的な——— narcissistic…… 42-44
———の侵入性
intrusiveness of ………… 81, 90, 98
拒食症の心にある———
in anorexic mind ……… 33, 79, 81, 84, 97
———の連続殺人 serial killing of ……51

———を思い通りに操ること
control of ……………………… 50, 54, 63
殺人的に——— murderous …………60
内的両親を思い通りに操ること
internal parents, control of ……………60
内部の損傷 internal damage ……… 85, 89
「名前のわからない恐怖」
"nameless dread" ………………… 105, 108
自己愛 narcissism ……………… 71, 103-105
破壊的——— destructive …… 103-105
自己愛的関係
narcissistic relationship（s）………… 103
自己愛的状態 narcissistic states…………92
自己愛的な内的対象
narcissistic internal object ………… 42-44
二元論的理解(心／魂と肉体の二元論的理解)
dualistic understanding of mind/soul and body ……………………………… 15, 17
入院施設での治療
inpatient settings, work in ………… 39-41
乳児観察 infant observation ……… 3, 24
乳児期において発達がうまくいかないこと
infancy, developmental failure in ………65
乳児的空想 infantile phantasy…………67
乳児の発達 infant development …………24
認知行動療法 cognitive behaviour therapy （CBT）………………………… 31, 37-39, 118
認知分析療法
cognitive analytic therapy ………………37

■は
バークステッド＝ブリーン，ダナ
Birksted-Breen, Dana …25, 41, 87, 88, 91-93
パーソナリティ障害
personality disorder ……………… 18, 39
パーマー，ロバート Palmer, Robert ……80
バーンスタイン，デイヴィッド
Bernstein, David ……………… 85, 86

ハイデルベルク大学精神科病院 Heidelberg University Psychiatric Hospital…………21
ハウエルズ，カレン Howells, Karen ……80
バウンダリー boundaries
→ 境界線を曖昧にすること
破壊性
destructiveness……… 49, 52, 59, 100, 101
破壊的な欲動
destructive drives ……………………… 102
破壊的自己愛
destructive narcissism ……… 103-105
迫害不安 persecutory anxieties …………58
恥／恥辱 shame………… 28, 29, 65, 73, 104
発達 development：
自我——— ego ………………… 19, 68
思春期青年期の——— adolescent 66, 101
食人的———段階
cannibalistic phase of …………………18
女性性の——— feminine …………75
性的———
sexual ………… 65, 67, 69, 71, 73, 85, 92
———と摂食障害の原因
and the roots of eating disorders ……13
乳児の——— infant ……………………24
連続性 対 変化 continuity vs change …14
発達がうまくいかないこと(乳児期において)
developmental failure in infancy ………65
発達障害
developmental disorder ……… 18, 19, 41
発達上の困難
developmental difficulties ………… 13, 31
母親 mother：
———との早期関係
early relationship to………………… 68, 71
———との理想化された関係
idealized relationship with ……………61
母親－乳児関係
–infant relationship …… 23, 87, 96, 111

包容する―――の内在化
　　containing, internalized ……………………75
母－娘関係
　　–daughter relationship … 89, 91-93, 119
容器ではなく盾としての―――
　　as shield rather than container ……98
容器としての――― as container ………86
母親機能(食べ物を与えてくれる人としての)
　　maternal function, as feeder …… 94, 97
母親対象　maternal object…………… 61, 85
　原始的な――― primitive …………85
母親による包容
　　maternal containment …… 23, 67, 75, 80
母親の侵入性　maternal intrusiveness …96
母親のような人物との一体化
　　maternal figure, fusion with ……………25
万能感／万能であること
　　omnipotence ………… 43, 54, 68, 88, 104
ビオン，ウィルフレッド R.
　　Bion, Wilfred R. …………… 67, 80, 81, 84,
　99, 105, 108-110, 115, 127
ヒステリー　hysteria ……………………47
　　―――性拒食症　hysterical anorexia …17
　　―――の転換　hysterical conversion …47
肥満　obesity ………… 19, 26, 53, 87, 117
　　―――と食べすぎ
　　and overeating ………………… 27-30
瀕死への嗜癖
　　addiction to near-death ………………102
ビンスヴァンガー，ルートヴィヒ
　　Binswanger, Ludwig ……………… 16, 19
ファルス　phallus
　　→ 男根
不安　anxiety（ies）:
　原始的―――の包容
　　primitive, containment of …………40
　侵入にまつわる／侵入される―――
　　of intrusion ………………… 79, 84, 87

性的―――　sexual ………… 65, 79, 84, 89
迫害―――　persecutory ………………58
ファン・ゴッホ，フィンセント
　　Van Gogh, Vincent ……………………129
フェニケル，オットー
　　Fenichel, Otto ……………… 19, 115
フェルドマン，マイケル
　　Feldman, Michael…………………… 102
フォナギー，ピーター
　　Fonagy, Peter ……………………107
服装倒錯者　transvestites ………………76
「不適切行為」 "using behaviours" …… 108
ブライアント＝ウォー，レイチェル
　　Bryant-Waugh, Rachel ……………80
ブリトン，ロナルド
　　Britton, Ronald …… 25, 61, 62, 93, 114, 115
ブリュセ，ベルナール　Brusset, Bernard　91
ブルッフ，ヒルデ　Bruch, Hilde …… 48, 91
フロイト，アンナ　Freud, Anna …………18
フロイト，ジークムント
　　Freud, Sigmund …… 17, 18, 21, 26, 44, 47,
　58, 67, 97, 99-103, 116
「ある5歳男児の恐怖症の分析」
　　"Analysis of a phobia in a five-year-old
　　boy" ………………………………84
「ある幼児神経症の病歴より」 "From the
　　History of an Infantile Neurosis" ……18
狼男　Wolf Man ……………　…………18
「終わりのある分析と終わりのない分析」
　　"Analysis Terminable and
　　Interminable" ……………… 25, 26, 103
『快原理の彼岸』
　　Beyond the Pleasure Principle ………99
拒食症と思春期青年期、そしてセックスへ
　　の嫌悪　anorexia, adolescence, and an
　　aversion to sex ……………………18
『自我とエス』
　　The Ego and the Id ………… 44, 102-103

『文化の中の居心地悪さ』
Civilization and Its Discontents………99
『レオナルド・ダ・ヴィンチの幼年期の
想い出』 Leonardo da Vinci and a
Memory of His Childhood …………103
分析家　analyst
→治療者／分析家
分析空間　analytic space ………………38
分離をことごとく否認すること
separateness, denial of any……………104
ベイカー，レスター　Baker, Lester　36, 91
ベック，エアロン・テムキン
Beck, Aaron Temkin ………………37
ペニス　penis …………59, 67, 68, 70, 85
摂取された父親の―――
paternal, introjected………………68
―――羨望　envy………………67
ペニス＝つながり
-as-link…………73, 87-89, 92, 93, 96, 98
ベリオス，ヘルマン　Berrios, Germán …18
ベル，ルドルフ　Bell, Rudolph …………16
ポーター，ロイ　Porter, Roy …………18
ボーダーライン
borderline states/pathology ………18, 92
防衛　defence（s）:
羨望に対する―――
against envy ………………111-115
躁的―――　manic …………48, 54, 60
ボウヤー，キャロル　Bowyer, Carole……40
包容
containment …40, 80, 84, 86, 94, 105, 106
母親による―――
maternal ………………23, 67, 75, 80
暴力を自分の身体に向けること
violence towards own body …………63
ボディビルダー　body-builders…………76
ホロコースト生存者
Holocaust survivors………………106, 107

本能の二元論的性質
instincts, dual nature of ………………25

■ま
マカーシー，ブレンダン
MacCarthy, Brendan ………………81
マガーニャ，ジャンヌ
Magagna, Jeanne ………………………39
マゾキズム　masochism………………25
ミカティ・スクウィティエリ，ロレダーナ
Micati Squitieri, Loredana ………………87
ミヌーチン，サルバドール
Minuchin, Salvador ………………36, 91
ミラー，シーラ　Miller, Sheila …………24
夢想　reverie ………………………67
メランコリー　melancholia …………102
喪　mourning …………………107
モーズリー病院（ロンドン）
Maudsley Hospital（London） ……21, 36

■や
薬物乱用　drug use/abuse………73, 77, 133
痩せに取り憑かれていること
thinness, obsession with ………………26
容器／包容するもの　container:
包容するものと包容されるもの
and contained …………………109
容器としての身体　body as …………66
幼児神経症　infantile neurosis …………18
幼少期の性的虐待
childhood sexual abuse ………………79
抑うつ／うつ病　depression/depressive
illness …………19, 39, 72, 117, 123, 129
精神病性の―――　psychotic ………39
抑うつポジション
depressive position …………55, 62, 93
欲動　drives:
摂取の―――　introjective ………68, 85

―――の二元論的性質
dual nature of ………………………25
喜び満足する心　enjoyment …………70

■ら

ラスク，ブライアン　Lask, Bryan ………80
ラセーグ，エルネスト＝シャルル
Lasègue, Ernest-Charles………………17
ラッシュ，アラン・ジョン
Rush, Alan John ………………………37
ラッシュ，クリストファー
Lasch, Christopher ……………… 133
ラッセル，ジェラルド　Russell, Gerald …36
リカーマン，ミーラ　Likierman, Meira …66
離乳　weaning ………………………23
リビドー　libido ……………… 99, 101, 116
両親（内在化された両親）
parents, internalized ………… 60, 69, 71
両親にまつわる性的なもの
parental sexuality ………………… 48, 65
両性性　bisexuality ………………………97
臨床例　clinical examples：
Miss A（深刻な低体重の慢性過食症患者
chronic and seriously low-weight
bulimic）………… 48-51, 62-64, 92
Mr B ……………………………… 114
Mrs B（慢性拒食症患者
chronic anorexic）……… 48, 52-55, 62-64
患者BJ ……………………… ……43

Ms C（遅発性の非定型拒食症患者
atypical anorexic of late onset）
……………………… 37, 48-49, 55-60, 62-64
Miss D ……………… 88, 90, 91, 97, 98
Miss E ……………………………… 95-97
Miss F …………………………… 81, 82
Mrs J ………………………………………29
Ms K ……………… 38, 44, 45, 128, 129
Mrs L …………………………… 83, 84
患者M ……………… 107-110, 115, 116
患者O ……………………………………87
患者P ……………………… 125-127
Miss S………………………… 121-125
Ms T ……………………………… 72, 73
患者Y ……………………………… 41-43
患者Z ……………………………… 73-75
ル・グランジュ，ダニエル
le Grange, Daniel ……………………………36
レイ，アンリ　Rey, Henri …………… 92, 93
レオナルド（フロイト）
Leonardo（Freud）……………………… 103
ローゼンフェルト，ヘルベルト
Rosenfeld, Herbert ………… 92, 103-105
ロイコトミー／ロボトミー　leucotomy
→ 前頭葉白質切截術
ロズマン，バニース　Rosman, Bernice 36, 91
ロバーツ，エリー　Roberts, Ellie …………24
ロレンス，マリリン
Lawrence, Marilyn …… 5, 8, 15, 52, 75, 82

［訳者略歴］

北岡　征毅（きたおか　まさき）

臨床心理士，公認心理師。2003 年京都大学教育学部卒業。2008 年京都大学大学院教育学研究科博士後期課程指導認定。現在，医療法人こころのクリニック和―なごみ―勤務，精神分析的心理療法オフィス個人開業。

著訳書：京大心理臨床シリーズ 11『心理療法における終結と中断』（松木邦裕監修，共著，創元社），『精神分析臨床での失敗から学ぶ―その実践プロセスと中断ケースの検討』（松木邦裕・日下紀子・根本眞弓編，共著，金剛出版），『リーディング・クライン』（M & M. ラスティン著，松木邦裕・武藤誠・北村婦美監訳，共訳，金剛出版），『はじめてのメラニー・クライン グラフィック・ガイド』（松木邦裕監訳，翻訳，金剛出版）

［解題者略歴］

飛谷　渉（とびたに　わたる）

精神科医。1991 年大阪市立大学医学部卒業，1996 年大阪市立大学院博士課程修了，医学博士。大阪市立大学神経精神医学教室助手を経て，ロンドン・タヴィストック・センター思春期青年期部門留学，思春期青年期臨床課程修了。現在，大阪教育大学保健センター教授。日本精神分析学会認定精神療法医スーパーバイザー。日本精神分析的精神医学会認定指導医。

著訳書：『精神分析過程』（松木邦裕監訳，翻訳，金剛出版），『新釈メラニー・クライン』（翻訳，岩崎学術出版社），『精神分析たとえ話―タヴィストック・メモワール』（単著，誠信書房），『エディプス・マターズ―現代クライン派臨床理論から考える心のインフラ』（思想 1168:95-117, 岩波書店）ほか。

アノレクシアの心

拒食症の白い闇，精神分析の灯火

2024 年 11 月 5 日　印刷
2024 年 11 月 15 日　発行

著　者　マリリン・ロレンス
訳　者　北岡　征毅
解　題　飛谷　渉
発行者　立石　正信

発行所　株式会社金剛出版
　　　　〒 112-0005　東京都文京区水道 1-5-16
　　　　電話 03-3815-6661　振替 00120-6-34848

装幀　臼井　新太郎
装画　浅羽　容子
組版　古口　正枝
印刷・製本　太平印刷社

ISBN978-4-7724-2074-7　C3011　　　　　　　©2024 Printed in Japan

JCOPY 〈(社) 出版者著作権管理機構 委託出版物〉
本書の無断複製は著作権法上での例外を除き禁じられています。複製される場合は，そのつど事前に，出版者
著作権管理機構（電話03-5244-5088，FAX 03-5244-5089，e-mail: info@jcopy.or.jp）の許諾を得てください。

はじめてのメラニー・クライン グラフィックガイド

[著]=ロバート・ヒンシェルウッド スーザン・ロビンソン [絵]=オスカー・サーラティ
[監訳]=松木邦裕 [訳]=北岡征毅

●A5判 ●並製 ●192頁 ●定価 **2,640** 円
● ISBN978-4-7724-1915-4 C3011

メラニー・クラインの人生を追いながら，
彼女の精神分析技法や主要概念，症例などを
豊富なイラストとともに解説する。

精神分析臨床での失敗から学ぶ
その実践プロセスと中断ケースの検討

[編]=松木邦裕 日下紀子 根本眞弓

●A5判 ●並製 ●272頁 ●定価 **3,960** 円
● ISBN978-4-7724-1857-7 C3011

本書はさまざまな面接の失敗について，
経験豊かな臨床家が，
原因とプロセス，その解明を
真摯に考察した貴重な論考である。

リーディング・クライン

[著]=マーガレット・ラスティン マイケル・ラスティン
[監訳]=松木邦裕 武藤 誠 北村婦美

●A5判 ●並製 ●336頁 ●定価 **4,840** 円
● ISBN978-4-7724-1725-9 C3011

クライン精神分析の歴史から
今日的発展までを豊饒な業績だけでなく
社会の動向や他学問領域との
関連も併せて紹介していく。

価格は 10%税込です。

子どもの精神分析的セラピストになること
実践と訓練をめぐる情動経験の物語

[監修]=木部則雄 平井正三
[編著]=吉沢伸一 松本拓真 小笠原貴史

●A5判 ●上製 ●280頁 ●定価 **3,080** 円
● ISBN978-4-7724-1776-1 C3011

子どもに関わる臨床家がいかにして
精神分析的セラピストになっていくのかを
実践と訓練の語らいや対話を通して論じていく。

神経性やせ症治療マニュアル 第2版
家族をベースとする治療

[著]=ジェームズ・ロック ダニエル・グランジ
[監訳]=永田利彦

●A5判 ●並製 ●324頁 ●定価 **4,620** 円
● ISBN978-4-7724-1858-4 C3011

青年期摂食障害患者の治療者向けマニュアル。
治療には家族の協力が不可欠であり
治療過程での家族の関わり方を詳述する。

摂食障害の精神分析的アプローチ
POD版
病理の理解と心理療法の実際

[編]=松木邦裕 鈴木智美

●A5判 ●並製 ●196頁 ●定価 **4,180** 円
● ISBN978-4-7724-9047-4 C3011

患者一人ひとりの実態を治療的に分析し，見立て，
それに即した治療を進めてゆく
本格的な摂食障害のための臨床書。

価格は10%税込です。

過食は治る
過食症の成り立ちの理解と克服プログラム

[著]=クリストファー G. フェアバーン
[監訳]=永田利彦　[訳]=藤本麻起子　江城 望

●A5判　●並製　●264頁　●定価 **3,520** 円
● ISBN978-4-7724-1859-1 C3011

フェアバーンによる過食症バイブル
『Overcoming Binge Eating』第 2 版。
新たな知見が蓄積され進化を続ける
治療についての最新情報を網羅。

こどもの摂食障害
エビデンスにもとづくアプローチ

[著]=稲沼邦夫

●A5判　●並製　●156頁　●定価 **3,080**円
● ISBN978-4-7724-1737-2 C3011

長年の経験から得られた臨床的事実と，
エビデンスから導き出される
具体的な治療アプローチや
精神病理についての考察を述べる。

モーズレイ摂食障害支援マニュアル
当事者と家族をささえるコラボレーション・ケア

[編]=ジャネット・トレジャー　ウルリケ・シュミット　パム・マクドナルド
[訳]=中里道子　友竹正人

●A5判　●上製　●380頁　●定価 **5,940** 円
● ISBN978-4-7724-1366-4 C3047

家族と患者の共同治療参加による
5 ステージの変化を目指す，
CRAFT と動機付け面接を駆使した
摂食障害治療マニュアル。

価格は 10%税込です。

摂食障害治療のこつ POD版

[著]=下坂幸三

●A5判 ●並製 ●210頁 ●定価 **4,620** 円
● ISBN978-4-7724-9007-8 C3011

摂食障害治療の第一人者として
重症例・慢性例と取り組んできた著者が,
おのずと到達したその治療の「こつ」を,
余すところなく披瀝する。

エビデンス・ベイスト心理療法シリーズ 9
摂食障害

[著]=スティーヴン・W・トイズ ジャネット・ポリヴィ フィリッパ・ヘイ
[監修]=貝谷久宣 久保木富房 丹野義彦 [監訳]=切池信夫

●B5判 ●並製 ●120頁 ●定価 **2,640** 円
● ISBN978-4-7724-1309-1 C3011

摂食障害の疫学,診断,アセスメントから,
認知行動療法を中心とした
エビデンスに基づく治療法を提示する。

アノレクシア・ネルヴォーザ論考
新装版

[著]=下坂幸三

●A5判 ●上製 ●350頁 ●定価 **7,480** 円
● ISBN978-4-7724-0968-1 C3047

摂食障害治療の第一人者である著者の
記念碑的論文を含む第一論文集が新装版で復刊。
現在でも摂食障害を論じるときには必ず引用される
著者の初期主要論文がここに集大成されている。

価格は 10%税込です。

過食症サバイバルキット
ひと口ずつ，少しずつよくなろう

[著]=U・シュミット J・トレジャー
[訳]=友竹正人 中里道子 吉岡美佐緒

●A5判 ●並製 ●188頁 ●定価 **3,520** 円
● ISBN978-4-7724-0953-7 C3011

摂食障害の治療で定評のある
ロンドンのモーズレイ病院において
長く使われてきた，
患者とその家族，援助者のためのテキスト。

摂食障害治療ハンドブック

[編]=D・M・ガーナー P・E・ガーフィンケル
[監訳]=小牧 元

●B5判 ●上製 ●544頁 ●定価 **13,200** 円
● ISBN978-4-7724-0809-7 C3047

摂食障害の歴史的概念から病気としての成り立ち，
アセスメント，治療技法とセルフヘルプまで，
摂食障害の臨床書として質量共に最大の規模を実現した，
現場で真に役立つハンドブック。

摂食障害の治療技法
対象関係論からのアプローチ

[著]=松木邦裕

●A5判 ●上製 ●230頁 ●定価 **3,850** 円
● ISBN978-4-7724-0560-7 C3011

重症の摂食障害患者と長く接してきた著者による，
摂食障害患者との乱闘の記録であり，
また摂食障害の心理療法において著者自身が
理論と技法を深化・強化してゆく治療過程の記録でもある。

価格は 10%税込です。